KARSTEN FREUND I BERND PIEPER
MARION REINHARDT

Heilpflanzen in Franken

emons:

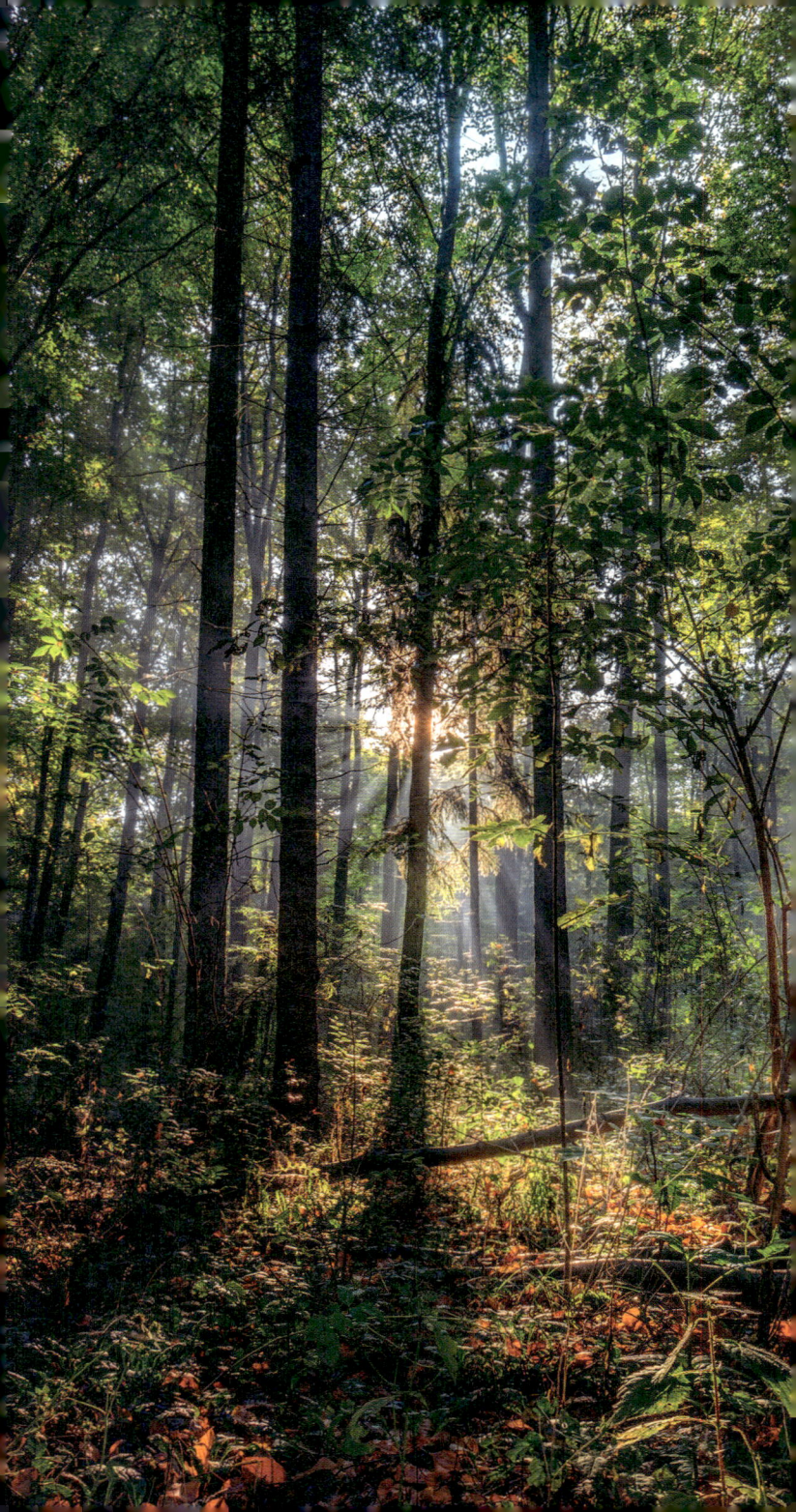

Inhalt

Vorwort

Unsere Urgroßeltern wussten es besser als wir: Die Natur ist die beste Apotheke. Noch vor wenigen Generationen war es ganz normal, bei leichten Beschwerden eher die Heilkräfte der Natur zu nutzen, als die nächste Apotheke zu konsultieren.

D och glücklicherweise vollzieht sich gerade wieder ein grundlegender Wandel der Mentalität. Nachhaltigkeit ist das Stichwort, das die Frage nach der Zukunftsfähigkeit unsere Lebensstils beantwortet. Nachhaltig leben bedeutet vieles – ressourcenschonend, umweltschonend, die Gesellschaft schonend –, aber man kann die Vorstellung der Nachhaltigkeit auch auf sich selbst und seinen Körper anwenden. Wie ernährt man sich so, dass die eigene Gesundheit nicht langfristig leidet? Wie behandelt man leichte Erkrankungen möglichst wirksam und gleichzeitig schonend?

Lange Zeit galt die Devise: Für jede Beschwerde gibt es eine hochwirksame Pille. Aber auch die Schulmedizin, die diese Haltung lange gefördert hat, ist längst weiter fortgeschritten. Die Wissenschaft und mit ihr die Schuldmedizin haben sich geöffnet für alternative Heilmethoden, etwa für die Traditionelle Chinesische Medizin (TCM), oder für die traditionelle einheimische Phytotherapie. Phytotherapie bedeutet Pflanzenheilkunde. Während die Pharmaindustrie einzelne Wirkstoffe aus der Natur imitiert und isoliert anwendet, schätzt die Naturmedizin gerade die natürliche Einbettung des gewünschten Wirkstoffes in eine Vielzahl von sekundären Pflanzenwirkstoffen, die oft seine Verträglichkeit und Wirksamkeit erhöhen.

Natürlich ist es nicht immer so einfach. Naturmedizin ist nicht ungefährlich, gerade bei Selbstmedikation. Viele einheimische Heilpflanzen sind gleichzeitig Giftpflanzen und können bei unsachgemäßer Anwendung durch Laien schwere Gesundheitsschäden verursachen. Zahlreiche traditionelle Heilpflanzen werden heute nicht mehr verwendet, weil man ihre Giftigkeit mittlerweile erkannt hat – ein Beispiel ist der Huflattich.

Deshalb sollte man nicht die Naturmedizin irrtümlich und pauschal als harmlos betrachten. *Natürlich* bedeutet nicht automatisch gesund. Voraussetzung für eine erfolgreiche Anwendung von Naturmedizin ist eine Beratung und Begleitung durch einen Mediziner oder Heilpraktiker. Weitere Voraussetzungen sind Wissen und Erfahrung.

In diesem Buch geht es um nützliche heimische Heilpflanzen und ihre Anwendungsmöglichkeiten, aber es geht auch um die Nähe zur Natur. Diese ist den meisten von uns verloren gegangen. Und das Thema Heilpflanzen ist bestens geeignet, sie ein Stück weit wiederzufinden. Bereits die Beschäftigung mit der Vielfalt und Schönheit der Natur an sich entfaltet eine heilsame Wirkung. Jeder Aufenthalt im Grünen ist für unseren stressgeplagten Körper und Geist reine Erholung.

Dieses Buch lädt also nicht nur dazu ein, gezielt bestimmte Heilpflanzen kennenzulernen, sondern die Natur Frankens zu entdecken, egal ob in der Wildnis der Wälder oder in der wissenschaftlichen Ordnung eines Botanischen Gartens. Die Natur ist nicht nur die beste, sondern auch die schönste Apotheke, und sie liegt direkt vor unserer Haustür.

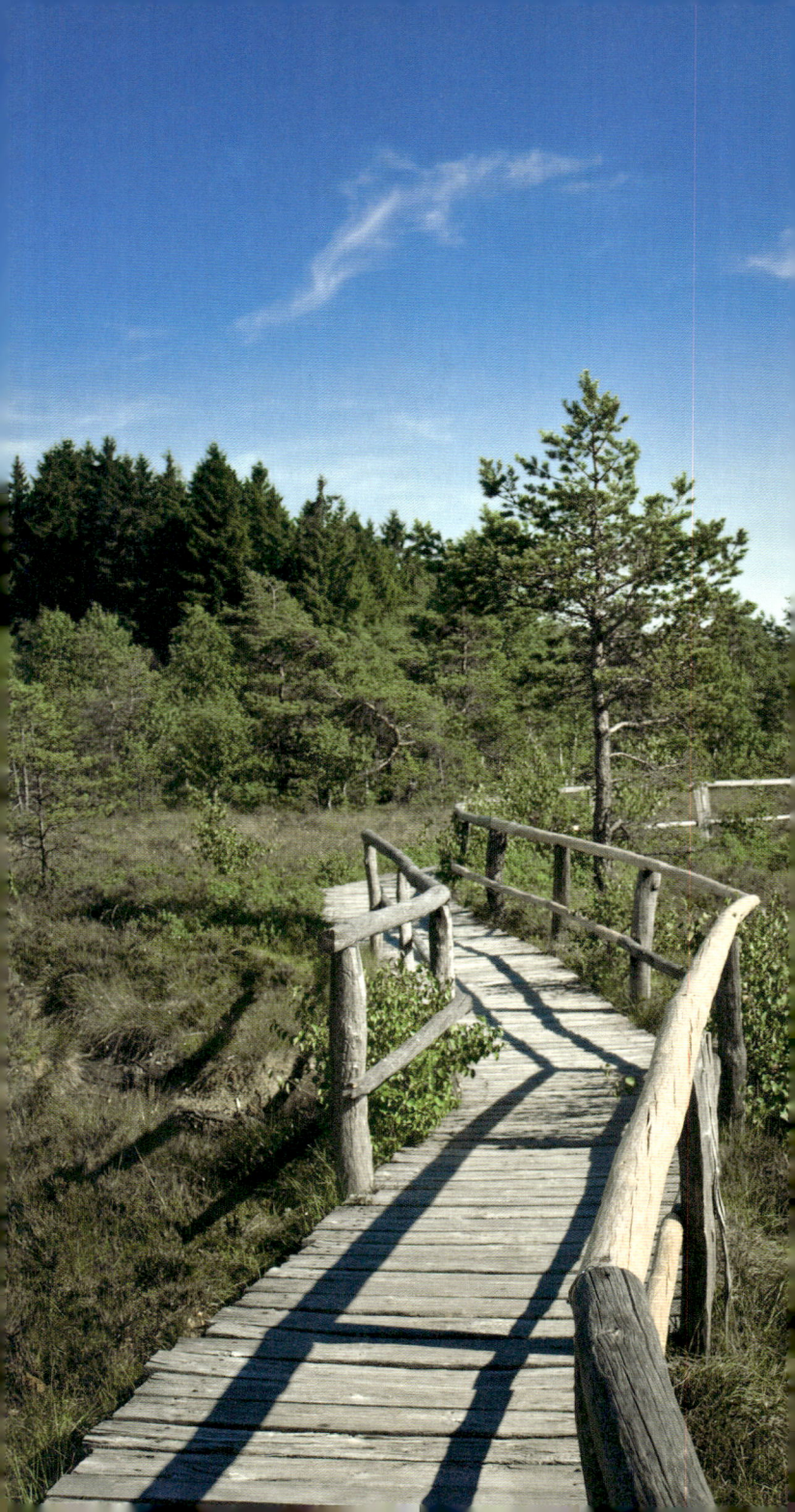

Naturpark Franken

Gott sei Dank, ich bin a Frank: Dieser selbstbewusste
Stoßseufzer lässt tief in die Seele eines echten Franken
blicken. Natürlich sind Franken davon überzeugt, in einer
der schönsten deutschen Regionen zu leben. Und gleichzeitig haben sie es immer noch nicht verwunden, ein Teil
des Freistaats Bayern zu sein, seitdem Napoleon 1806
die sechs Reichskreise – einer davon Franken – auflöste
und in den folgenden Jahren weite Teile Frankens dem
neu geschaffenen Königreich Bayern zugeordnet wurden.
Der fränkische Stolz und Eigensinn können auf eine lange
Geschichte zurückblicken, schließlich bedeutet der Begriff
„Franken", der sich auf einen germanischen Stamm
bezieht, ursprünglich nicht anderes als die „Mutigen,
Kühnen".

Der Stolz auf die Heimat ist durchaus nachvollziehbar. Mittelalterli-
che Burgen, alte Fürstensitze, Weltkulturerbestätten wie die Bamberger Altstadt und die Würzburger Residenz oder die ebenso vergan-
genheitsbewusste wie moderne Frankenmetropole Nürnberg sind
Zeugen der ruhmreichen fränkischen Geschichte und Gegenwart.
Rund 300 Brauereien sorgen für eine beispiellose geschmackliche
und lokaltypische Biervielfalt, die man auf den vielen Kirchweihen –
den „Kerwas" – am besten mit Rostbratwürsten oder „Schäuferla" –

Das Schwarze Moor im Dreiländereck
Bayern-Hessen-Thüringen

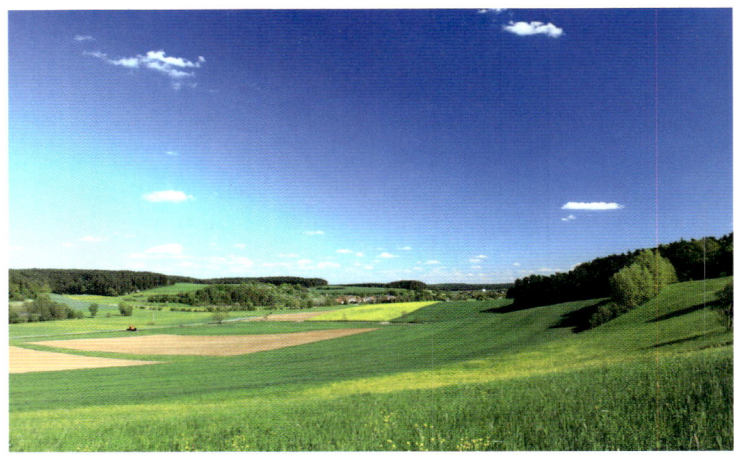

Felder bei Münchsteinach in Mittelfranken

der fränkischen Variante eines Eisbeins – genießt. Doch auch lecke-
rer Wein wird in Franken gekeltert, nicht umsonst gilt die Region
Mainfranken auch als „Weinfranken".

Kaum eine Region lässt sich so gut mit dem Fahrrad entdecken.
Entlang der Flüsse, die Franken durchziehen, wartet eine ganze
Reihe gut ausgebauter Fahrradwege auf unternehmungslustige
Radler. Dazu gehören der „Main-Radweg", dessen Verlauf auch den
Besuch sehenswerter Städte wie Bayreuth, Bamberg und Würzburg
ermöglicht, der „Tauber Altmühl Radweg", der „RegnitzRadweg"
oder der Radweg „Liebliches Taubertal". Rund um Main, Regnitz,
Tauber und Fränkische Saale finden sich faszinierende und vielfältige
Naturlandschaften. Die zehn fränkischen Naturparks beanspruchen
mit rund 15.000 Quadratkilometern fast die Hälfte der Gesamtfläche
Frankens.

Nicht nur ein Franken

Doch Obacht: Franken ist nicht gleich Franken, sondern unterteilt
sich in die Regierungsbezirke Ober-, Mittel- und Unterfranken.
Auch das geht zurück auf jene Zeit, als Franken unter bayerische
Herrschaft geriet und König Ludwig I. von Bayern, seit 1835 Her-
zog von Franken, den fränkischen Kreisen neue Namen gab: Der
Obermainkreis wurde zu Oberfranken, der Rezatkreis zu Mittel-

franken und der Untermainkreis zu Unterfranken und Aschaffenburg. Doch jenseits solcher politischen und organisatorischen Einteilungen lohnt es sich, einen genaueren Blick auf die spezifische Naturausstattung und die kulturellen Höhepunkte der jeweiligen Regionen zu werfen.

Wer Oberfranken besucht, kommt an der ehemaligen Residenzstadt und dem heutigen UNESCO-Weltkulturerbe Bamberg nicht vorbei. Die auf sieben Hügeln erbaute Stadt gilt nicht nur deshalb als „das fränkische Rom", auch historische Bauwerke wie der Kaiserdom oder das Kloster St. Michael müssen Vergleiche mit den Besuchermagneten der Tibermetropole nicht scheuen. In den gemütlichen Gaststätten kann man Bier aus elf Bamberger Brauereien probieren und Basketballfans kommen beim Serienmeister Brose Baskets auf ihre Kosten.

Felsen und bunte Auen

Der Fränkische Jura gehört mit seinen mehr als 2.000 Höhlen zu den höhlenreichsten Gebieten in Deutschland und ist mit seinen mehr als 12.000 Routen an gut 1.000 Felsen ein oberfränkisches

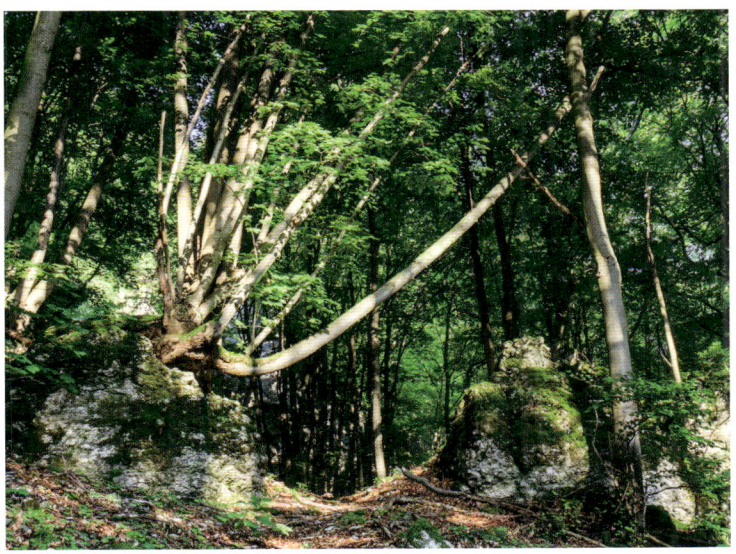

Ein Druidenhain in der Fränkischen Schweiz

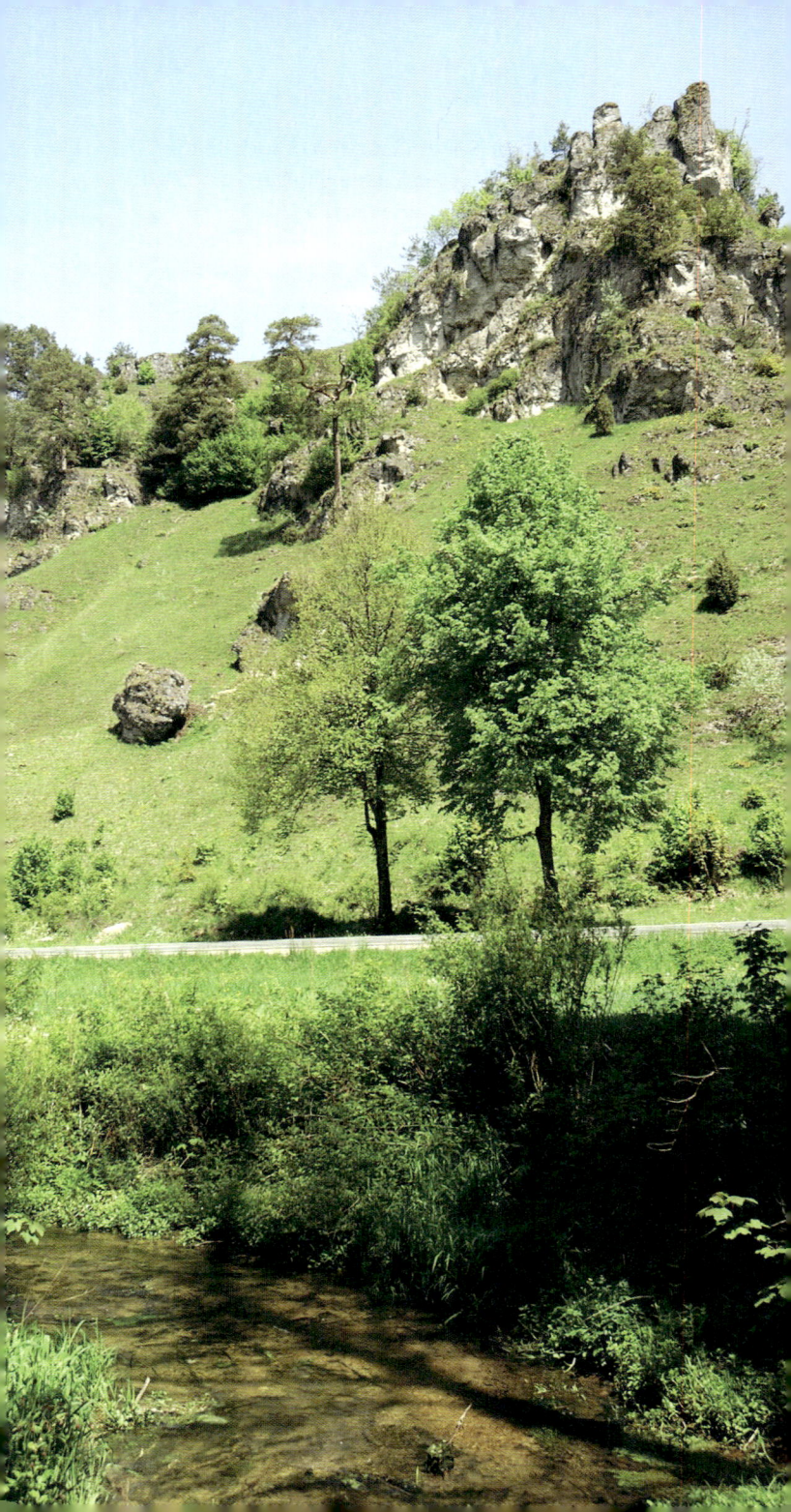

Eldorado für Sportkletterer. Seit den 1990er-Jahren bemühen sich Naturschützer und Kletterer darum, für die einzelnen Regionen spezifische Schutz- und Kletterkonzepte zu erarbeiten, um die fragilen Lebensräume zu schonen. Hier wachsen seltene Pflanzen wie Küchenschelle und Pfingstnelke, die mit den nährstoffarmen Böden und schwankenden Temperaturen gut zurechtkommen. Auch Felsenbrüter wie Uhu und Wanderfalke haben es lieber etwas ruhiger. Kanufahrer auf Wiesent und Pegnitz wiederum sollten Rücksicht nehmen auf seltene Arten wie Mühlkoppe und Eisvogel.

In der abwechslungsreichen Mittelgebirgslandschaft des Frankenwaldes zwischen Main und „Grünem Band" wollen fast 4.300 Kilometer Wege auf rund 300 Routen erwandert werden. Bedrohte Tierarten wie Eisvogel, Schwarzstorch und Blaukehlchen sind im Frankenwald zu Hause, und rund um die historische Stadt Teuschnitz blüht mit der Arnika eine der seltensten und wirkungsvollsten Heilpflanzen. In der Teuschnitzaue bieten magere Böden und eine behutsame Bewirtschaftung die besten Voraussetzungen für bunte und artenreiche Blumenwiesen, wo Dukatenfalter, Zwitscherschrecke und auch der scheue Schwarzstorch eine Heimat gefunden haben. An ausgewählten Standorten im Frankenwald will der Verein „Weidewelt" durch eine schonende Beweidung mit heimischen Rinderrassen wertvolle Bärwurzwiesen und Hochstaudenfluren sichern und so die Lebensräume von Holunderknabenkraut, Braunkehlchen und Violettem Feuerfalter verbessern.

Im Schatten der alten Kaiserburg

Im Zentrum Mittelfrankens steht die alte Kaiserstadt Nürnberg mit ihrer mächtigen Burg über der Stadt. Ebenfalls eine Stippvisite wert sind der ehemalige Markgrafensitz Ansbach mit seiner historischen Fayence-Manufaktur und natürlich Rothenburg ob der Tauber. Doch auch Naturfreunden gefällt es in Mittelfranken, etwa im Fränkischen Seenland. Rund 300 Rast- und Brutvogelarten kann man an den sieben Seen beobachten, die hier vor etwa 30 Jahren künstlich angelegt wurden, um der chronischen Trockenheit in Franken ein Ende zu setzen und die Überschwemmungen der Altmühl zu regulieren.

In der Fränkischen Schweiz

Im Naturpark Altmühltal sind die frei stehenden „Zwölf Apostel", Dolomitfelsen zwischen Solnhofen und Eßlingen, ein echter Blickfang für Kanuten, Wanderer und Radfahrer. Zwischen den Felsen weiden seit Jahrhunderten Schafe und Ziegen und sorgen dafür, dass auf den mageren Rasenflächen und Wacholderheiden wärmeliebende Pflanzen wie das Sonnenröschen gedeihen und prächtige Schmetterlinge wie der Apollofalter Nektar spendende Pflanzen finden. In aller Ruhe erleben lässt sich das Altmühltal auf dem knapp 170 Kilometer langen Altmühltalradweg zwischen den Altmühlseen bei Gunzenhausen und der Mündung in die Donau bei Kelheim.

Wein und Wasserbüffel

Würzburg ist das kulturelle Zentrum Unterfrankens. Auf den Hängen rund um die Stadt lässt viel Sonne den berühmten Frankenwein wachsen. Und sie liefert den passenden Hintergrund für eine Stadt, in der überdurchschnittlich viele junge Menschen, historische Gebäude und die beeindruckende Landschaft im Maintal eine ganz besondere Atmosphäre schaffen. Unterfranken ist auch die Heimat traditioneller Kurbäder, von Bad Kissingen und Bad Bocklet über Bad Neustadt bis nach Bad Königshofen.

Im Naturpark Spessart, genauer gesagt im Unteren Hafenlohrtal, betätigen sich seit einigen Jahren urige Wasserbüffel als tierische Landschaftspfleger. Das Verdauungssystem der Tiere ist so robust, dass sie selbst härteste Gräser und sogar Schilf verwerten können. So halten sie die feuchten Talwiesen frei, was einen enormen Effekt auf die Artenvielfalt im Hafenlohrtal hat: Gefährdete Libellen wie der Südliche Blaupfeil und die Zweigestreifte Quelljungfer sind hier unterwegs, selbst der stark bedrohte Große Feuerfalter gaukelt an sonnigen Tagen über die Wiesen.

Verwöhnte Wanderer

Noch sehr viel mehr ließe sich über die bemerkenswerte Natur (und Kultur) in den fränkischen Regionen schreiben. Etwa über den Naturpark Haßberge im östlichen Unterfranken – ein kleiner Abschnitt wagt sich nach Oberfranken –, wo es auf engstem Raum so viele Burgen und andere historische Bauten gibt wie sonst kaum

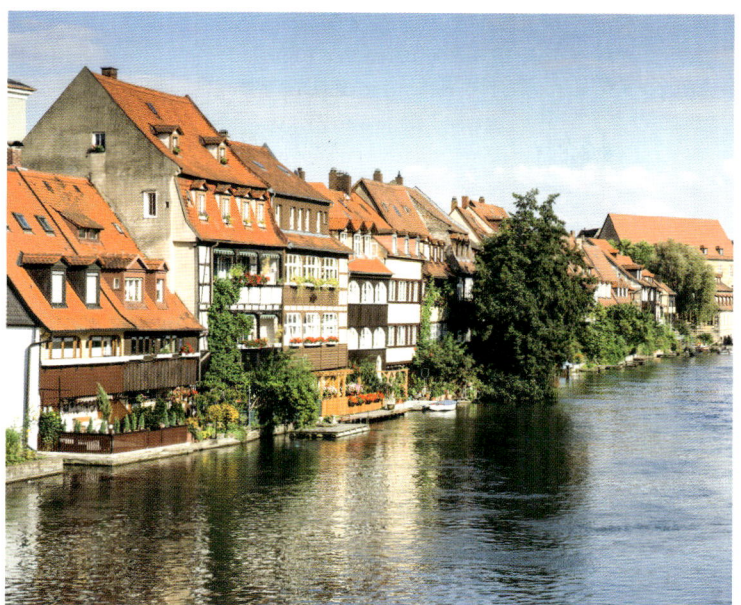

Klein-Venedig in Bamberg

in Europa. Auf dem insgesamt 212 Kilometer langen „Burgen- und Schlösserwanderweg" kann man sie erlaufen. Die alten Weinberge im Naturpark sind mit ihren Trockenmauern, Streuobstwiesen und Hecken ein ungemein vielfältiger Lebensraum. Hier wachsen rund 660 Pflanzenarten, darunter solche Preziosen wie das Große Adonisröschen und die Weinbergstulpe.

Direkt am „Dreifrankenstein", dem Schnittpunkt der Regierungsbezirke Ober-, Unter- und Mittelfranken, liegt der Naturpark Steigerwald mit seinen alten Buchenwäldern. Die bis zu 200 Jahre alten Baumriesen sind das Revier des größten europäischen Spechts. Der Schwarzspecht trommelt rekordverdächtige 17 Schläge pro Sekunde und schafft mit seinen Baumhöhlen Unterschlupf für andere Waldbewohner wie Hohltaube und Raufußkauz. Der Steigerwald-Panoramaweg bietet immer wieder grandiose Fernsichten ins Maintal und die Windsheimer Bucht. Ohnehin werden Wanderer in Franken mit 18 Qualitätswegen „Wanderbares Deutschland" und 16 weiteren, vom Deutschen Wanderinstitut zertifizierten Premiumwegen über alle Maßen verwöhnt.

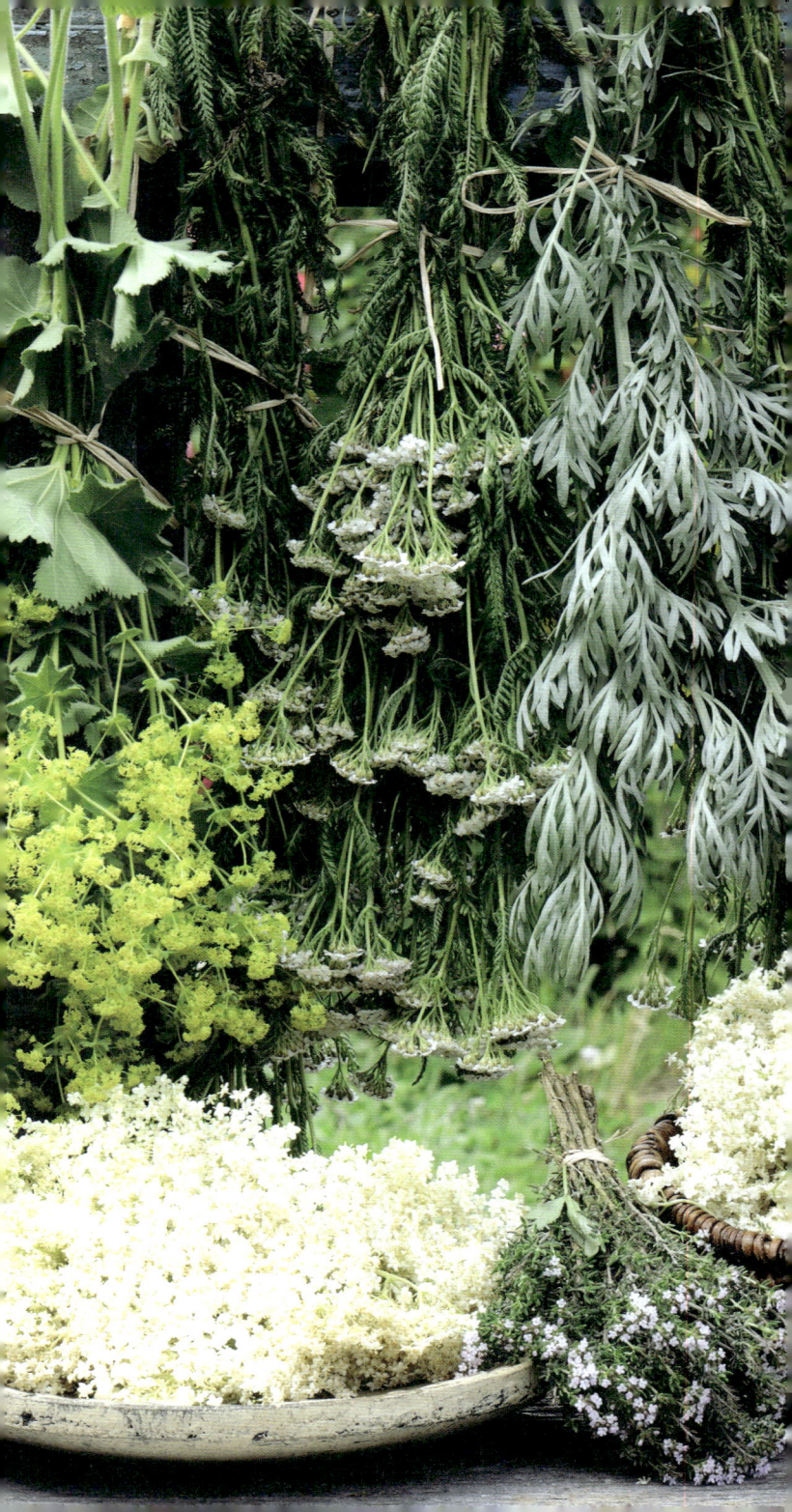

»Die Pflanzenmedizin regt die Selbstheilungskräfte des Körpers an!«

Im Gespräch mit der Heilkräuterexpertin Marion Reinhardt

Marion Reinhardt ist freie Journalistin und staatlich zertifizierte Kräuterpädagogin und Heilkräuterexpertin. Sie lebt und arbeitet in Fürth.

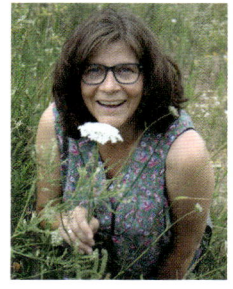

Sie sind staatlich zertifizierte Kräuterpädagogin, Heil- und Wildkräuterexpertin, Naturcoach und außerdem zertifiziert in Klostermedizin und Phytotherapie. Wie kamen Sie dazu?
Meine Oma hat mir das Interesse für die Kräuter und die Leidenschaft fürs Sammeln in die Wiege gelegt. Mit ihr war ich als Kind oft im Wald unterwegs, z. B. zum Blaubeerensammeln. Über die Jahre hat sich das dann leider verloren, bis mir eines Tages mein Mann einen Flyer über eine Heil- und Wildkräuterausbildung auf den Tisch legte. Da war mir schlagartig klar, das will ich machen. Meine Begeisterung für die Beschäftigung mit den Kräutern war wieder geweckt und ich wollte alles über sie erfahren.

Was hat Sie motiviert, diesen Weg einzuschlagen?

Die Heil- und Wildkräuter haben mich fasziniert. Sie sind so vielfältig. Man kann so viele essen und sie schmecken einzigartig. Außerdem sind unglaublich viele Wildkräuter auch heilkräftig – man muss sie nur kennen und pflücken. Sie wachsen direkt vor unserer Haustür! Und sie sind ganz einfach wunderschön, wenn man sie einmal genau betrachtet.

Wie sah Ihre Ausbildung aus?

Bei meiner ersten Ausbildung waren wir sehr viel in der Natur unterwegs und der direkte Kontakt mit den Wildpflanzen hat mich wirklich beglückt. Um noch tiefer ins Thema einzusteigen, habe ich, noch bevor die erste Ausbildung zu Ende war, mit der Fortbildung zur Kräuterpädagogin begonnen. Dabei haben wir die Wildkräuter buchstäblich genau unter die Lupe genommen, um sie sicher bestimmen zu lernen. Wir haben sehr viel über die Botanik gelernt, über die Pflanzenfamilien und über ihre speziellen Pflanzenstoffe. Es war auch viel Praxis dabei, d. h., wir haben gekocht, Medizin und Kosmetik hergestellt. All das hat bei mir eine echte Leidenschaft entfacht. Um mein Wissen weiter abzurunden, kamen dann noch Klostermedizin und Phytotherapie dazu. Und die Weiterbildung zum Naturcoach hat noch mal einen ganz neuen Aspekt dazugebracht, den ich beim Sammeln und bei Exkursionen schon immer gespürt habe.

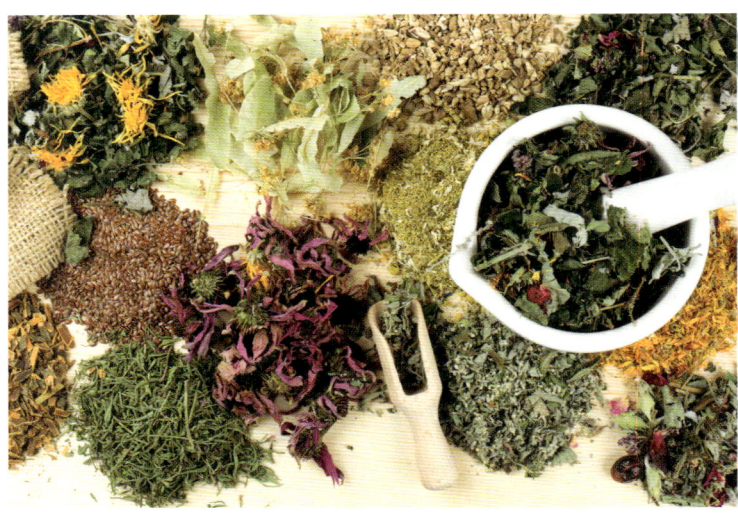

Viele Wildpflanzen eignen sich sowohl als Wildkräuter in der Küche als auch als Heilpflanzen in der Naturmedizin.

Was bedeutet der Aufenthalt in der Natur für Sie?
Es macht mich einfach glücklich, wenn ich „gute Bekannte" aus dem Reich
der Wildpflanzen treffe oder ganz unverhofft über eine seltene Art stolpere.
Es entspannt mich aber auch ungemein. Ich beobachte an mir selbst, dass
ich ganz unweigerlich vor mich hin zu summen beginne, sobald ich durch
die Natur streife.

Fehlt uns in der modernen Industriegesellschaft der intuitive Bezug zur Natur?
Ich glaube schon. Alles ist so technisiert und durchgetaktet. Viele Menschen sind davon erschöpft. In der Natur ist es so einfach, sich zu erholen.
Sie spricht alle Sinne an und erdet uns. Vielen fehlt auch leider der Blick
fürs Unscheinbare oder überhaupt die Fähigkeit, genau hinzusehen. Das
finde ich sehr schade, denn man verpasst dann viele kleine Glücksmomen-
te, die uns die Natur schenkt.

*Hildegard von Bingen erfreut sich heute wieder großer Beliebtheit. Allerdings
sind viele ihrer Pflanzenporträts heute nicht mehr zweifelsfrei zuzuordnen,
oft ist nicht klar, welche Pflanze sie beschreibt. Vieles in ihren Texten bleibt
für den heutigen Leser unklar. Was kann sie uns heute noch bedeuten?*
Hildegard von Bingen hatte ihre ganz eigenen Anschauungen. Vor allem
hat sie den Menschen in seiner Ganzheit gesehen. In ihrem Werk „Causae
et curae" geht es – neben vielen weiteren Themen – um Krankheiten und
deren Therapie, aber eben auch um seelische Zustände, d. h., es steckt auch
ein psychosomatischer Ansatz in ihrer Lehre. Der Bereich Ernährung spielt
ebenfalls eine wichtige Rolle.

Wo sehen Sie die Vorteile, wo die Grenzen der Naturheilkunde?
Naturheilkunde umfasst ja nicht nur Phytotherapie, also Pflanzenheilkun-
de, sondern auch andere alternative Heilmethoden, wie Homöopathie,
Wasseranwendungen nach Kneipp oder das Reizklima der Seeluft. Ein gro-
ßer Vorteil der Naturheilkunde ist, dass kaum Nebenwirkungen auftreten.
Noch wichtiger finde ich den Aspekt der Autonomie. Die Mittel und Mög-
lichkeiten der Naturheilkunde können unabhängig von der Pharmaindus-
trie machen. Ich kann mich bei leichteren Beschwerden selbst kurieren.
Und als kräuterkundiger Mensch kann ich mich z. B. bei Husten und
Schnupfen oder leichten Blaseninfektionen selbst mit Medizin versorgen.
Diese Pflanzenmedizin oder andere alternative Behandlungen regen die
Selbstheilungskräfte des Körpers an. Dabei geht es häufig um die Regu-
lierung von Körperfunktionen, die oft über Jahre hinweg gestört waren.
In dieser Hinsicht können Naturheilverfahren sehr wirksam sein. Dazu

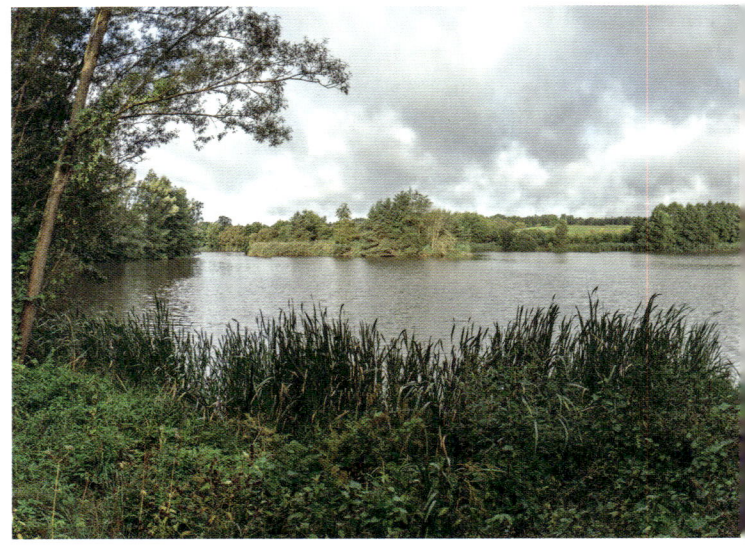

Die Sandachse ist ein besonders vielfältiger Lebensraum.

brauche ich allerdings etwas mehr Geduld, als wenn ich schnell eine Pille einwerfe. Moderne Medikamente sind andererseits oft das Einzige, was bei schweren Erkrankungen hilft. Naturheilkunde kann diese aber unterstützen.

Bietet Franken eine besondere Flora und Atmosphäre? Könnten Sie versuchen, die Natur der Region zu charakterisieren?
Ich kann nicht sagen, dass es die fränkische Landschaft mit einer ganz speziellen Flora und Atmosphäre gibt. Franken ist doch sehr vielgestaltig – ich denke da an die Sandachse Franken, die mit ihren Magerrasenflächen ein ganz besonderer Lebensraum ist, oder an den Nürnberger Reichswald oder an die sonnigen Südhänge der Weinberge von Mainfranken. Das sind alles sehr besondere, völlig unterschiedliche Lebensräume und Biotope, die ein Bild von Franken ziemlich bunt machen.

Eine grundsätzliche Frage: Die pharmazeutische Industrie isoliert bzw. synthetisiert ja oft Wirkstoffe nach dem Vorbild der Natur. Wenn ich damit also einen ganz bestimmten Wirkstoff sozusagen rein – also befreit von weiteren, evtl. unerwünschten Stoffen – einnehmen kann und die Dosierung auch noch ideal steuern kann – welchen Vorteil hat dann die Naturheilkunde?
Bei der Anwendung von Heilmitteln der Phytotherapie geht es weniger um

einen einzigen Inhaltsstoff, der allein die Wirkung ausmacht. Es ist vielmehr die Kombination unterschiedlichster Pflanzenstoffe, die sich in ihrer Mischung und ihrem Zusammenspiel gegenseitig ideal ergänzen. Gerade diese spezielle Kombination kann die Heilwirkung ausmachen.

Plädieren Sie fürs selber sammeln oder ist man im Kräuterhaus/der Apotheke besser bedient?
Als moderne Kräuterfrau bin ich natürlich dafür, selbst zu sammeln. Man muss sich allerdings auskennen mit den Wildkräutern, giftige Pflanzen erkennen und unterscheiden können. Jeder, der in der Natur sammeln geht, sollte natürlich auch über geschützte Pflanzen Bescheid wissen. Wenn ich dagegen Kräuter in der Apotheke kaufe, kann ich ganz sicher sein, dass sie einen bestimmten Gehalt an Wirkstoffen enthalten. Bei Wildsammlungen hängt er von den Umweltbedingungen ab und ist nicht konstant.

Ist beim Kräutersammeln auch der Weg das Ziel? Ist also der Vorgang des Sammelns, der Aufenthalt in und die Beschäftigung mit der Natur genauso wichtig wie der Ertrag, den ich am Ende mit nach Hause bringe?
Mir sind der Aufenthalt an der frischen Luft und die Bewegung schon sehr wichtig. Vor allem, weil ich dabei wirklich gut entspannen kann, obwohl das ja meine Arbeit ist!

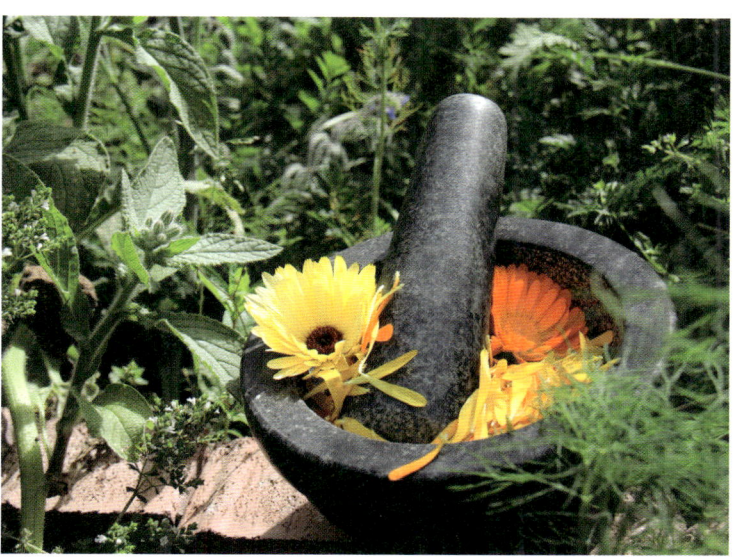

Der Gehalt an Wirkstoffen schwankt bei wild gesammelten Pflanzen mitunter erheblich.

Könnten Sie von Ihrer Erfahrung mit Heilpflanzen berichten? Gibt es welche, die Sie bevorzugen?

Beinwell finde ich genial. Es ist fantastisch, wie schnell Prellungen und Quetschungen mit einer Beinwellsalbe geheilt werden können. Auch Meerrettich ist eine wunderbare Heilpflanze und so vielseitig. Bei Schnupfen und Erkältung hilft eine Nackenauflage aus geriebener Wurzel, wobei man die Senföle gleichzeitig inhaliert. Eine scharfe Suppe mit Meerrettich unterstützt die Heilung und ist ein wirksames Antibiotikum. Und eine Auflage aus geraspelter Wurzel ist auch gut, um verspannte Nackenmuskeln zu lösen und damit Spannungskopfschmerzen zu lindern.

Eignet sich Naturmedizin zur Prophylaxe?

Da fällt mir als Beispiel Weißdorn ein. Ein Tee oder auch eine Tinktur aus Blättern und Blüten eignet sich hervorragend, um das Herz zu unterstützen und kann auch über einen längeren Zeitraum eingenommen werden. Weißdorn fördert die Durchblutung der Herzkranzgefäße und das kann Erkrankungen vorbeugen.

Sie bieten einen „Kräuterführerschein" an. Was bedeutet das?

Viele Menschen kennen nur noch wenige Wildkräuter. Mein Kräuterführerscheinkurs soll die TeilnehmerInnen befähigen, 20 wichtige Wildpflanzen sicher zu erkennen. Wir beschäftigen uns ein ganzes Wochenende lang nur mit diesen Kräutern und betrachten sehr genau alle Pflanzenteile,

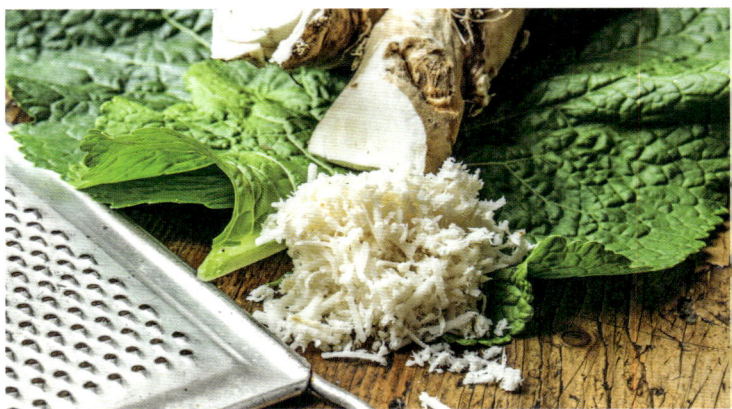

Meerrettich ist nicht nur eine vorzügliche Zutat in der Küche, sondern auch eine ausgezeichnete Heilpflanze.

damit die KursteilnehmerInnen später auf eigene Faust sammeln können. Bei meinen Wanderungen erfahre ich immer wieder, dass die meisten sehr unsicher im Umgang mit Wildkräutern sind und sich nicht zutrauen, sie mithilfe eines Bestimmungsbuches zu ernten. Der Kräuterführerschein gibt ihnen Sicherheit. Außerdem erfahren die TeilnehmerInnen, wie sie die Kräuter in der Küche und als Heilmittel verwenden können.

Was erwartet die Teilnehmer Ihrer Kräuterführungen?
Ich stelle den Menschen eine Reihe von Wildkräutern an ihrem natürlichen Standort vor und zeige die wichtigsten Erkennungsmerkmale. Sie dürfen schnuppern, fühlen und Blättchen, Blüten oder Früchte direkt kosten. Ich erkläre, wie sich die Kräuter in der Küche verwenden lassen oder welche Heilmittel man aus ihnen herstellen kann. Wichtig ist mir auch immer der Bezug der Kräuter zu alten Traditionen, zu ihrer Verwurzelung im Brauchtum. Ich versuche, die Wildpflanzen mit ihren vielen Facetten zu porträtieren. Am Ende meiner Wildkräuterwanderungen gibt es immer Köstlichkeiten zu probieren, die aus genau den vorgestellten Pflanzen zubereitet sind. Es ist mir wichtig, dass die Menschen gleich einen Zugang zu den Kräutern finden – und das geht am besten kulinarisch.

Sie führen viele Menschen durch die Natur. Müssen Sie oft Hindernisse bei den Teilnehmern von Führungen überwinden, abbauen?
Manche rümpfen erst einmal die Nase, wenn sie Wildkräuter – direkt von der Wiese oder vom Strauch – probieren sollen und. Oft sind sie dann aber überrascht, wie die Kräuter schmecken und erkennen, dass das wilde Grün nicht nur bitter ist, sondern noch ganz andere, spannende Geschmacksnuancen aufweist.

Haben Sie den Eindruck, dass die meisten Ihrer Gäste offen sind oder müssen Sie da oft auch Überzeugungsarbeit leisten?
Die meisten – übrigens sind es zu 99 Prozent Frauen – haben großes Interesse und möchten viel erfahren. Ein sehr kleiner Teil, manchmal einzelne Männer, die von ihren Frauen mitgebracht werden, sind zunächst skeptisch. Doch wenn ich die vielen Vorzüge, z. B. den hohen Gehalt an Vitalstoffen mit Zahlen und Fakten untermauern kann, lassen sich eigentlich alle überzeugen oder sie sind sehr überrascht, was die Wildkräuter alles zu bieten haben.

Haben die Besucher ihrer Führungen eine klare Zielvorstellung oder kommen die oft auch ohne klare Erwartungshaltung?
Ein Teil ist mit Block und Stift ausgerüstet, um möglichst viele Informationen

zu sammeln. Manche möchten gern auch ganz bestimmte Wildkräuter kennenlernen und andere wollen einfach einen unterhaltsamen Spaziergang in der Natur unternehmen.

Welche Grundregeln bringen Sie den Kursteilnehmern bei?
Die wichtigste Grundregel lautet: Man sammelt nur die Pflanzen, die man sicher erkennt. Bei Zweifel lieber stehen lassen. Nach der Ernte sollte man nicht sehen, dass jemand an einer Stelle zugange war. Einzelne Exemplare lässt man stehen und nie erntet man an einer Stelle alle, damit sich die Pflanze vermehren kann. Beim Sammeln nimmt man nur die Pflanzenteile, die man braucht und nur die Menge, die nötig ist.

Wie erfahren muss man sein, um sicher selbst sammeln zu können?
Man muss nicht unbedingt besonders erfahren sein. Wem es reicht, einige gängige Wildkräuter wie Brennnesseln, Giersch, Löwenzahn und Gänseblümchen zu ernten, der hat damit schon eine ganz gute Auswahl, um zu kochen, aber auch einige Heilmittel zuzubereiten.

Viele Pflanzen sind leicht mit Giftpflanzen zu verwechseln, andere wirken bei unsachgemäßer Anwendung giftig oder sogar krebserregend. Wie können Laien mit diesem Risiko umgehen?
Hier gilt wieder der Grundsatz, nur die Pflanzen zu ernten, von denen man weiß, dass sie essbar bzw. ungiftig sind. Und man sollte sich entweder bei Kräuterkundigen informieren oder Bestimmungsbücher zur Hand nehmen und sich anhand der Fachliteratur schlaumachen, wie die Pflanzen anzuwenden sind.

Gibt es Heilpflanzen, die besonders typisch für Franken sind?
Bärwurz ist eine ganz typische Heilpflanze, die auch wild wächst. Sie kommt vor allem im Fichtelgebirge vor. Typisch sind aber auch Pfefferminze (der sog. Fränkische Krüll), Sonnenhut und Königskerze, die früher kultiviert wurden. Franken war bis ins 20. Jahrhundert hinein für seinen großflächigen Anbau von Heilkräutern bekannt.

Was würden Sie Heilpflanzeninteressierten in der Region Franken empfehlen, gibt es sehenswerte, relevante Orte oder Einrichtungen zum Thema?
Nicht nur lehrreich, sondern auch wunderschön angelegt ist der Botanische Garten in Erlangen. Er beherbergt einen gut gepflegten und sehr gut beschrifteten Arzneipflanzengarten. Dort erfährt man alles über Inhaltsstoffe und welche Pflanzenteile wofür verwendet werden. Sehenswert ist auch das

Doktorsgärtlein in Altdorf. Der kleine Ort Nagel am See im Fichtelgebirge ist bekannt als Kräuterdorf mit zwei Kräutergärten, einem Bauern- und einem Rosengarten – ein herrliches Ausflugsziel für Kräuterinteressierte.

Könnten Sie etwas zur Kräuterweihe erzählen? Ist diese Tradition in Franken noch lebendig?
Dieser Brauch am 15. August hat in den katholischen Gegenden eine lange Tradition. Am Tag von Mariä Himmelfahrt, also der Aufnahme Marias in den Himmel, werden in den Kirchen die traditionellen Kräuterbuschen oder Würzbüschel geweiht. Dies geht auf die Legende zurück, dass das Grab Mariens nach Kräutern geduftet haben soll. Diese Kräutersträuße bestehen aus 9, 15, 77 oder gar 99 Heilkräutern – alles magische Zahlen. Mit den Kräuterbüscheln, die nach der Weihe meistens im Herrgottswinkel aufgehängt wurden, hatte man dann eine kleine Hausapotheke bei der Hand, die Mensch und Vieh vor Krankheiten schützen sollte. Bei Gewitter wurden ein paar getrocknete Kräuter ins Herdfeuer gestreut. Das sollte vor Blitzeinschlag schützen.

Welche Heilkräuter verwenden Sie am liebsten in der Küche und warum?
Ich liebe das besondere Aroma von Quendel, also wildem Thymian. Es erinnert mich an Urlaub. Steinklee finde ich besonders raffiniert, um Süßspeisen damit zu aromatisieren. Er duftet und schmeckt so ähnlich wie die exotischen Tonkabohnen, ist aber eben eine einheimische Wildpflanze.

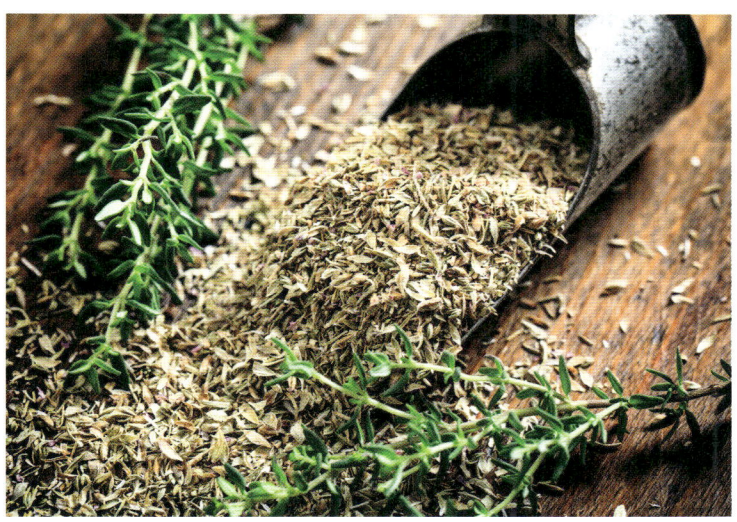

Thymian entfaltet in der Küche ein ganz besonderes Aroma.

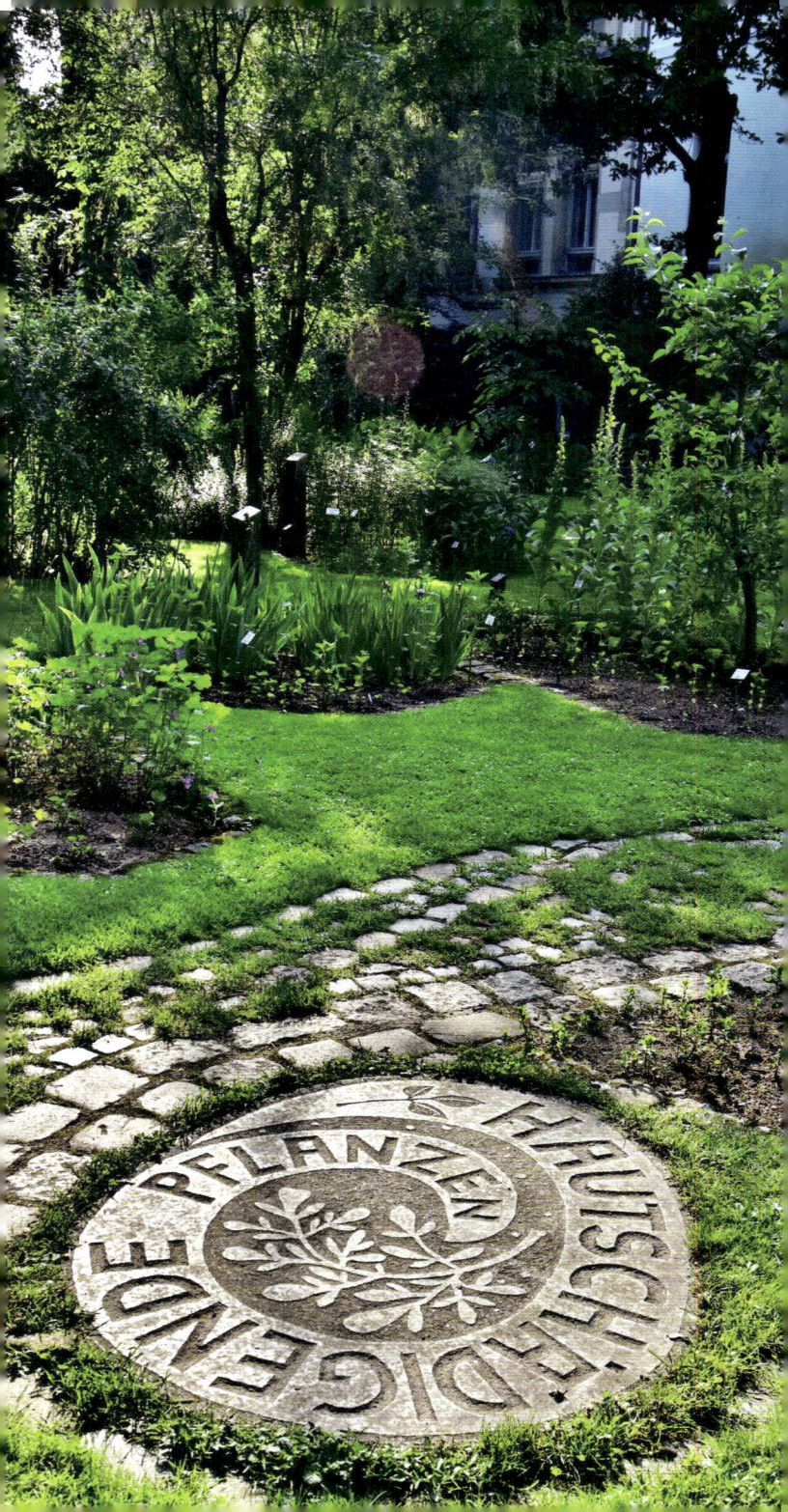

Heilpflanzen am Hightech-Standort

Wer Heilpflanzen sucht, wird überraschenderweise mitten in einer Hightech-Stadt fündig. Wie das kommt, ist schnell erklärt: Erlangen birgt in seinem Zentrum gleich zwei Gärten, den Botanischen Garten und den Aromagarten, in denen viele heilkräftige Kräuter kultiviert werden – und das vor allem unter wissenschaftlichen Aspekten. Doch dort kann sich auch der interessierte Laie bestens und vor allem fundiert über Heilpflanzen und deren besondere Wirkungen informieren.

Der Botanische Garten erstreckt sich seit dem Jahr 1828 seitlich des Schlossgartens auf einer Fläche von etwa 2 Hektar. Er ist eine Einrichtung der Friedrich-Alexander-Universität Erlangen-Nürnberg, die Demonstrations- und Arbeitsmaterial für verschiedene Institute liefert und Studierenden als Lehrobjekt dient. Doch beim Hindurchspazieren nimmt man ihn zuallererst als grüne Oase in einer quirligen Stadt wahr. Der Freilandbereich ist wunderschön angelegt. Er beherbergt viele unterschiedliche Landschaften im Miniaturformat, die, wie z. B. Sandgrasheide oder Feuchtbiotop, so auch in der freien Natur in Franken vorkommen.

Auf verschlungenen Wegen zwischen den in viel Grün eingebetteten Beeten zur Pflanzensoziologie und den Gewächshäusern mit Tropenpflanzen steuern Interessierte der Pflanzenheilkunde den Arzneigarten an. Die Anlage wurde 1987 neu konzipiert. Sie stellt die Heilpflanzen gruppiert nach ihren Hauptinhaltsstoffen vor, also sortiert nach ihrem Gehalt an ätherischen Ölen, Bitterstoffen, Senfölen, Gerbstoffen, Cumarinen und Alkaloiden. Besonders wichtig

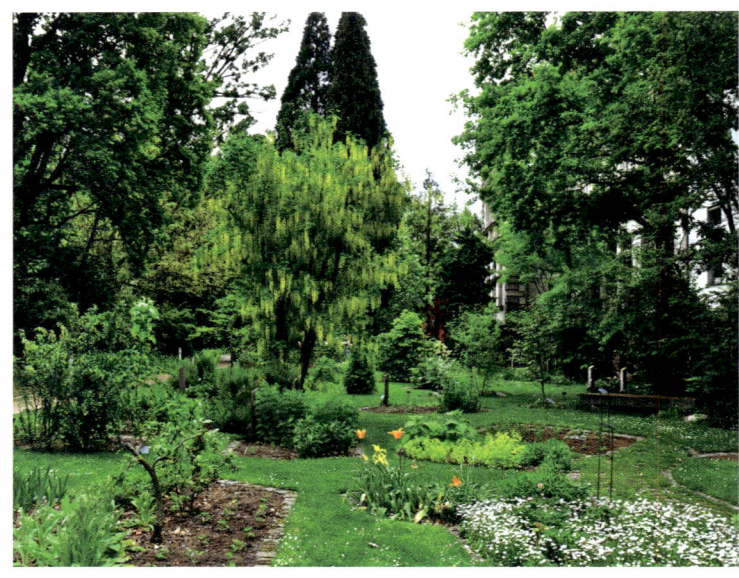

bei der Auswahl war, dass es sich um aktuell in der Phytotherapie oder Homöopathie genutzte Arzneipflanzen handelt.

Auf einer kleinen Wiese versammeln sich in den Beeten die Heilkräuter jeweils um eine Informationstafel. Alles ist gut beschriftet und man kann genau nachlesen, welche Inhaltsstoffe und welche Drogen – das können Kraut, Blüten, Blätter oder Wurzeln sein – wofür verwendet werden. So gibt eines der Beete Aufschluss über ätherische Öle. An dieser Stelle erfährt man, dass es sich um flüchtige, charakteristisch riechende Stoffgemische handelt. Sie werden in der Pflanze oft in Drüsenhaaren oder speziellen Zellen gesammelt. Bekannte Vertreter sind Pfefferminze, Salbei und Kümmel. Im entsprechenden Beet fehlt auch nicht die Echte Kamille. Als Droge werden bekanntlich ihre Blütenköpfchen verwendet, die besonders reich an ätherischen Ölen sind. Sehr nützlich sind die Beschriftungen der einzelnen Pflanzen. So liest man bei der Kamille, dass sie nicht nur bei Magen- und Darmbeschwerden oder Krämpfen hilfreich ist, sondern ebenfalls bei Schleimhauterkrankungen sowie bakteriellen Hauterkrankungen eingesetzt werden kann, und zwar in Form von Spülungen und Bädern. Neben der Kamille finden sich auch Fenchel und Echte Engelwurz, beide wirken lindernd bei Blähungen, Völlegefühl oder andere Verdauungsstörungen.

Im Nachbarbeet wachsen Pflanzen mit besonders hohem Cumaringehalt. Viele Cumarine haben eine krampflösende Wirkung und Reinsubstanzen können die Blutgerinnung hemmen. Allerdings können diese Pflanzenstoffe auch Hautreizungen bewirken. An dieser Stelle finden sich u. a. Waldmeister, Gartenraute und Echter Steinklee. Hier kann man auch den Riesenbärenklau, bekannt als Herkulesstaude, bestaunen. Die stattliche Pflanze ist extra eingezäunt. Der Kontakt mit dem Pflanzensaft und den enthaltenen Furanocumarinen wirkt phototoxisch, d. h., er macht die Haut besonders lichtempfindlich, was zu schlimmen Verbrennungen führen kann.

Interessant sind auch die Pflanzen, die viele Saponine enthalten. Manche davon werden als harntreibende Mittel verwendet, andere wiederum zeigen eine schleimlösende Wirkung. So kommt die Wurzel der Schlüsselblume als Hustenmittel zum Einsatz. Und auch die Wurzeln von Süßholz und Seifenkraut wirken auswurffördernd bei Bronchitis.

Bei den verdauungsfördernden Bitterstoffen hält der Arzneigarten u. a. Löwenzahn, Andorn und Herzgespann bereit. Spannend wird es bei den Pflanzen mit Alkaloiden. In einem weiteren Beet kann man sich über das Aussehen verschiedener Giftpflanzen informieren. So lässt sich hier der Gefleckte Schierling genau studieren, um ihn von ähnlich aussehenden Pflanzen unterscheiden zu können. Das ist sehr wichtig, wenn man selbst in der Natur unterwegs ist, um Pflanzen zu sammeln. Auch bei den Kräutern mit herzwirksamen Glykosiden ist es gut, wenn man sie erkennt, denn

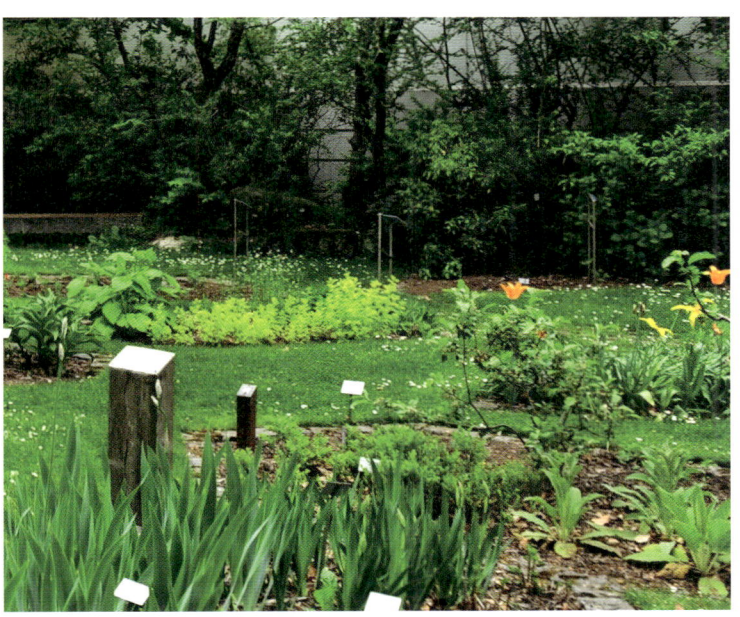

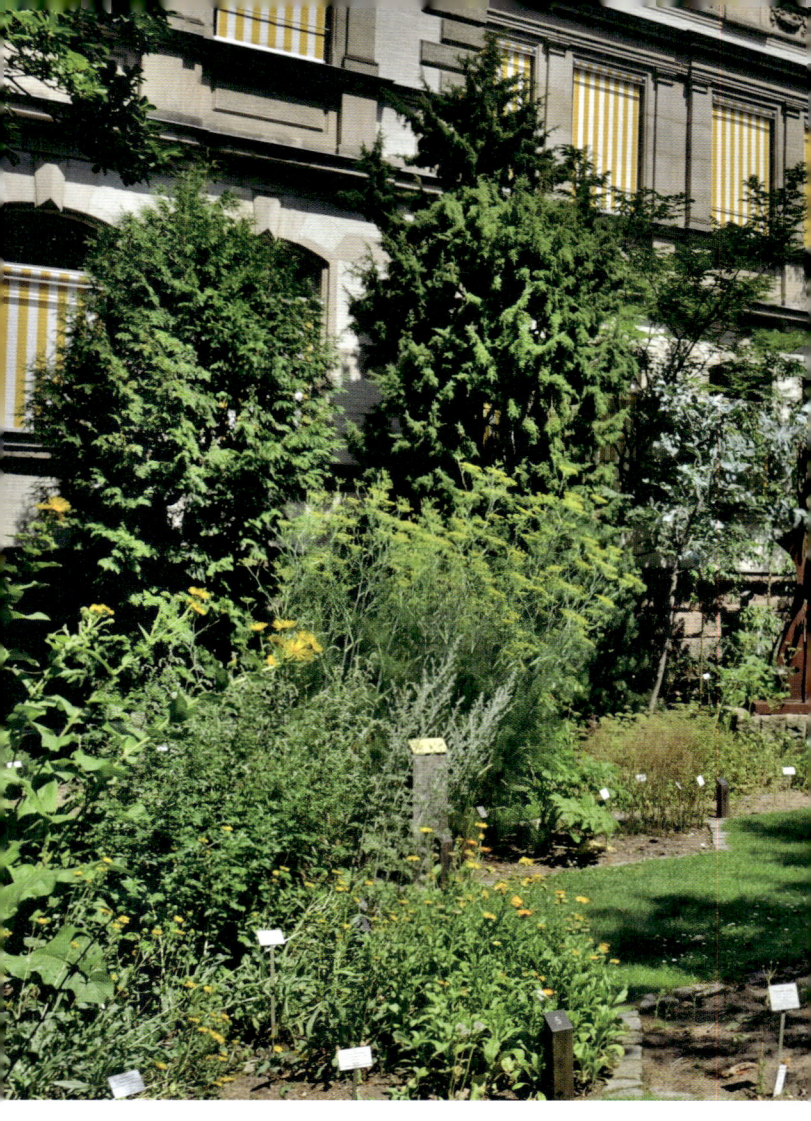

auch Eisenhut, Roter Fingerhut und Maiglöckchen sind tödlich giftig. Bei der Therapie von Herzmuskelschwäche werden nur isolierte Reinstoffe als Medikamente eingesetzt.

Mancher Besucher des Gartens ist möglicherweise überrascht darüber, dass sich – in einem eigenen, dem Arzneigarten angegliederten Gewürzgarten – auch altbekannte Küchenkräuter wiederfinden. Doch sie entfalten nicht nur in der Küche ihren besonderen, würzigen Geschmack, sondern auch heilsame Wirkungen. Kümmel und Bärlauch, Boretsch und Thymian, Schwarzkümmel und Bibernelle kann man hier entdecken.

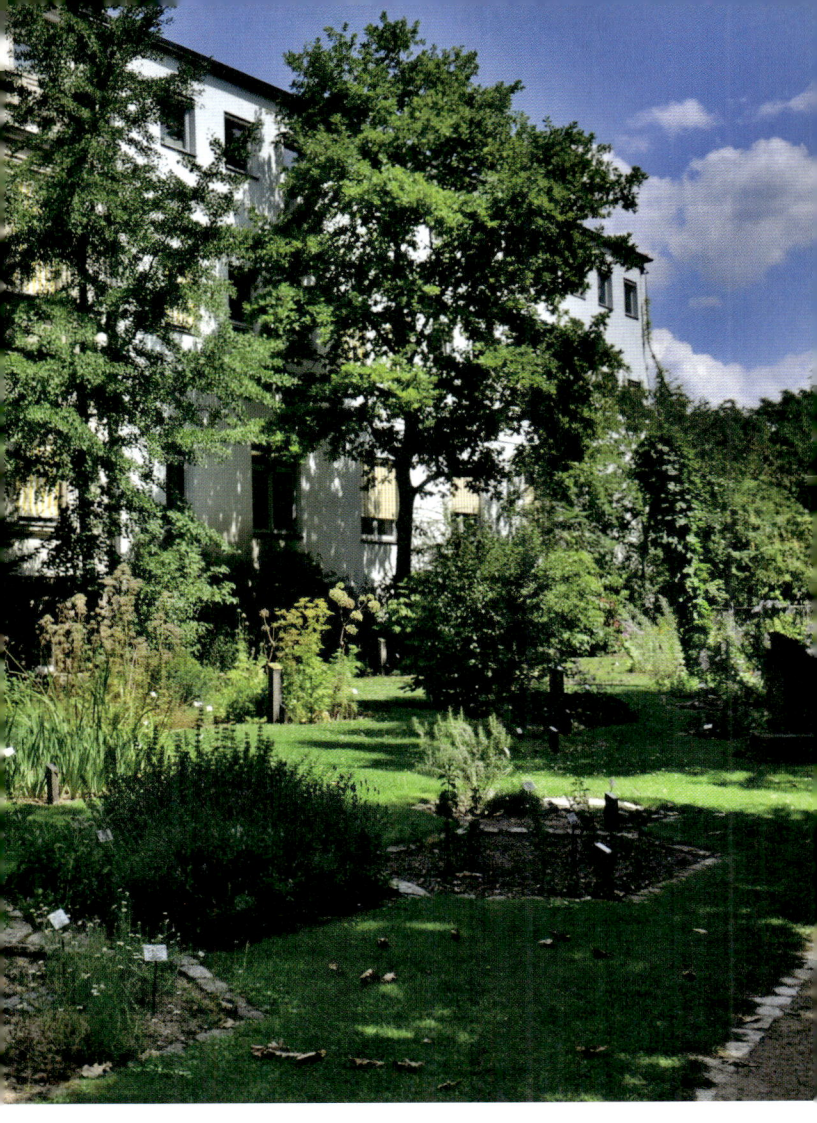

Der Botanische Garten bietet aber noch viel mehr Informationen, die an Botanik Interessierte sehr spannend finden. So vermittelt die morphologisch-ökologische Anlage Wissenswertes über die Wechselbeziehungen zwischen der Pflanzengestalt und ihrer Umwelt. Warum haben manche Pflanzen kleine, nadelförmige Blätter? Rosmarin und Heiligenkraut z. B. schützen sich damit vor zu viel Sonne und damit vor Verdunstung, also letztlich vor dem Verdursten. Andere Gewächse tun dies durch eine silbrige Behaarung, die das Sonnenlicht reflektiert, wie das Edelweiß. Auch in der Abteilung Pflanzensystematik, wo ausgewählte

Pflanzenarten nach verwandtschaftlichen Beziehungen geordnet sind, kann man staunen.

Man erfährt Interessantes über Pflanzenfamilien wie Lippen-, Rachen- oder Korbblütler und ihre Verwandtschaft. Dabei geht es dann auch darum, wie sich Pflanzen in ihrer äußeren Form an bestimmte Tiere oder auch den Wind angepasst haben, um sich weiter zu verbreiten. Rachenblütler wie der Fingerhut setzen durch weit geöffnete, glockige Blüten hauptsächlich auf Hummeln. Der Odermennig mit seinen hakigen Samen lässt sich durch Tiere mit Fell transportieren.

Den besonders aromatischen Pflanzen ist ein eigener Bereich gewidmet: Es ist der Aromagarten der Friedrich-Alexander-Universität Erlangen-Nürnberg, etwa einen Kilometer vom Botanischen Garten entfernt, der Duftpflanzen in großer Anzahl beherbergt. Dort kann man vor allem in den Sommermonaten in einem Meer aus Lavendel und Rosen, Thymian und Salbei und deren unvergleichlichen Düften schwelgen. Die Spezialität des Aromagartens ist das Geruchserlebnis. Etwa 120 heimische und exotische Arten schmeicheln mit ihrem hohen Gehalt an ätherischen Ölen der Nase ganz besonders oder kitzeln den Gaumen auf spezielle Weise. Der 1981 eröffnete Aromagarten war er der Erste seiner Art in Deutschland, der ganz nach besonderen Düften und Geschmacksrichtungen angelegt wurde. Das hatte zunächst rein wissenschaftliche Ziele – der Garten diente als Experimentier- und Anbaufläche für das Institut für Botanik und Pharmazeutische Biologie. Studenten und Forscher konnten an diesem Ort Aromapflanzen genau unter die Lupe nehmen.

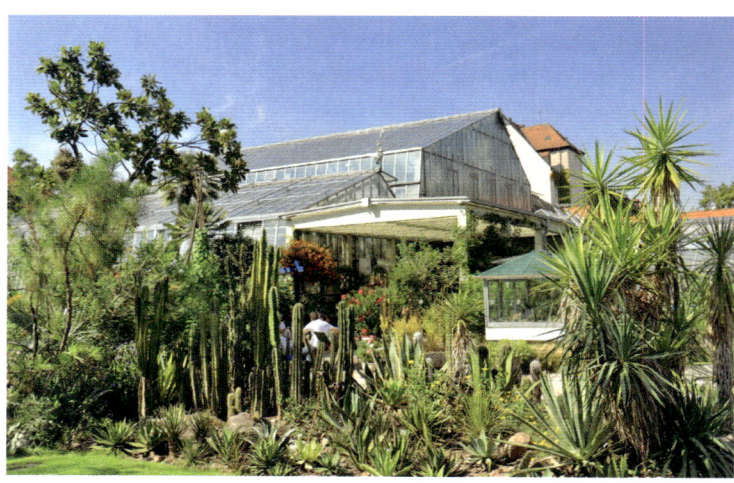

Die charakteristischen Aromastoffe kommen in ganz unterschiedlicher Form in den Kräutern vor: als ätherisches Öl in Salbei und Lavendel, als Senföle stecken sie in Kreuzblütlern wie Rettich, Senf und Kren, als Bitterstoffe sind sie z. B. in Wermut und Schafgarbe oder als Scharfstoffe in Paprika und Kalmus zu finden. Und all diese Pflanzen lassen sich im Aromagarten bei einem genüsslichen Spaziergang erkunden. Auf verschlungenen Pfaden, vorbei an kleinen, romantischen Nischen und einem Teich lässt sich das stimmungsvoll angelegte Gelände durchstreifen. Man fühlt sich in mediterrane Gefilde versetzt. Und die wogenden Blüten leuchten in den unterschiedlichsten Farben, als habe ein Maler sie künstlerisch auf eine Leinwand gesetzt.

Hier zählt aber nicht allein das Ambiente, auch die Information kommt nicht zu kurz. Infotafeln zu einzelnen Pflanzen geben wertvolles Wissen über ihre Inhaltsstoffe preis. Besucher erfahren, welche Pflanzenteile wofür verwendet werden können. Sie geben Auskunft über die Nutzung der Kräuter als Arznei- und Würzmittel sowie für die Kosmetikherstellung. Und die speziellen Aromen verblüffen: Die Wurzel des stattlichen Alants duftet zuerst nach Bananen und später nach Veilchen. Damit kann sie zum Aromatisieren von Likör verwendet werden. An ein anderes Getränk erinnert ein Kraut, das ebenfalls üppig wächst. Es ist die Eberraute – und sie riecht nach Cola! Dufte sind natürlich auch die unterschiedlichen Rosensorten, die den Aromagarten bevölkern. Von Mai bis September finden dort öffentliche Führungen statt, wobei all das unter fachkundiger Anleitung erschnuppert werden kann. Und jährlich im Juni bietet das Aromagartenfest spezielle Führungen mit aromatischem Imbiss an.

BOTANISCHER GARTEN ERLANGEN

Loschgestr. 1–3, 91054 Erlangen
(Der Garten hat drei Eingänge: am Ende der Wasserturmstraße; in der Loschgestraße westlich neben der Kinderklinik; an der Nordseite des Schlossgartens.)

AROMAGARTEN

Ecke Palmsanlage und Martiusweg
www.botanischer-garten.uni-erlangen.de

Öffnungszeiten: Freiland täglich September bis April 8:00 bis 16:00 Uhr; Mai bis August 8:00 bis 17:30 Uhr, Gewächshäuser Dienstag bis Sonntag und Feiertage 9:30 bis 15:30 Uhr

Aromagarten täglich April bis Oktober 8:00 bis 18:00 Uhr
(November bis März geschlossen)

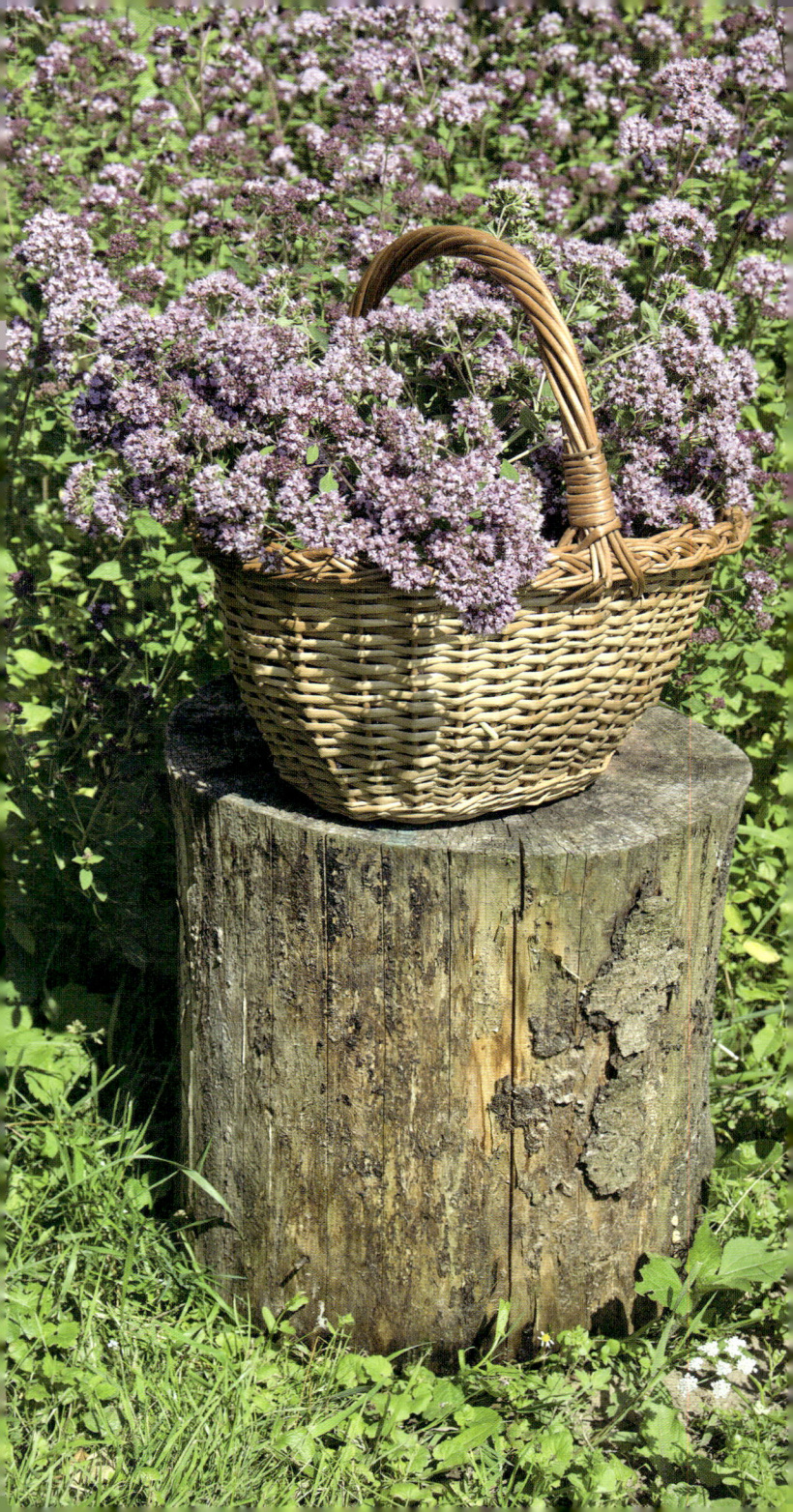

Über das Sammeln von Heilpflanzen

DAS WICHTIGSTE ZUERST:

Es geht nicht nur um den Ertrag. Es geht auch um die Natur. Wenn Sie losgehen, um Wildkräuter zu sammeln, dann gilt auch das bekannte Sprichwort: Der Weg ist das Ziel. Machen Sie sich bewusst, dass Sie sich in der Natur aufhalten und genießen Sie es! Auch wenn Sie vielleicht zunächst keinen „Ertrag" mit nach Hause nehmen können – der Aufenthalt in und die Beschäftigung mit der Natur sind eine Bereicherung und ein sinnliches Erlebnis. Nehmen Sie sich Zeit, um die Schönheit und Vielfalt der Natur wahrzunehmen. Die Natur wirkt auf unseren Organismus und auf unsere Psyche erholend. Ein Waldspaziergang ist wie eine Therapie, denn Wälder sind Orte der Entspannung.

LICHT, LUFT UND FARBEN: DIE BLUMENWIESE

Auch Blumenwiesen gehören zu den wichtigsten, wertvollsten Biotopen der Natur. Sie bieten unzähligen Insekten und Wirbeltieren Lebensraum und Nahrung. Während im Wald gedämpftes Licht vorherrscht, sind Wiesen Orte von Helligkeit und Farbigkeit. Auf Wiesen finden Sie die höchste Biodiversität, die unsere heimische Natur bietet. Machen Sie sich die üppige Vielfalt der Lebensformen bewusst, die hier zu finden sind. Genießen Sie also die wohltuende, heilsame Wirkung, die ein Aufenthalt in der Natur haben kann.

WIE SAMMELT MAN RICHTIG?

Bevor Sie anfangen zu sammeln, lernen Sie Pflanzen zu bestimmen. Das erfordert Zeit und Geduld. Nur wenn man einigermaßen erfahren im Identifizieren von Pflanzen ist, kann man gefahrlos selbst

Beim Sammeln zählt nicht nur der Ertrag,
sondern auch der Aufenthalt in der Natur.

sammeln. Solange Sie unsicher sind, sollten Sie sich genügend Zeit zum Lernen und Üben geben. Schließen Sie sich anderen Kräuterwanderern an, machen Sie eine oder besser mehrere Kräuterführungen mit. Fangen Sie mit einer Pflanze an, deren Merkmale Sie sich genau einprägen. Am besten, Sie nehmen immer ein Bestimmungsbuch mit. Lassen Sie die Finger von potenziell gefährlichen Heilpflanzen, die können Sie auch in Ihrer Apotheke kaufen und dort bekommen Sie eine fachkundige Beratung gleich mit dazu.

PFLANZEN BESTIMMEN

Pflanzen zweifelsfrei zu identifizieren erfordert Wissen, Erfahrung und Geduld. Anfänger sollten auf keinen Fall losziehen und loslegen. Pflanzenexperte wird man nicht über Nacht. Zunächst sollte man sich ein botanisches Bestimmungsbuch anschaffen. Besuchen Sie Kräuterführungen. Besuchen Sie Gärtnereien, wo Sie die Pflanzen separat studieren können. Lernen Sie, Pflanzen systematisch zu analysieren. Fangen Sie dann mit einer ungefährlichen Pflanze an, die Ihnen bereits vertraut ist – etwa der Brennnessel oder dem Löwenzahn. Betrachten Sie sie genau und analysieren Sie ihren Aufbau. Wodurch unterscheidet sie sich von anderen, ähnlichen Pflanzen? Was unterscheidet etwa die Brennnessel von anderen Nesselarten? Sind die Blätter gezackt, herzförmig oder lanzettartig, sind sie behaart oder nicht? Wachsen die Blüten aus den Blattachseln? Sind sie quirlständig angeordnet? Haben Blüten, Blätter oder Stängel einen besonderen Geruch? Hat der Stängel einen runden oder dreieckigen Querschnitt? Wo wächst sie? Ist der Standort sonnig oder halbschattig, ist er feucht oder trocken? Zählt die Pflanze zu den Lippen- oder Korbblütlern?

Es braucht einiges an Zeit und Erfahrung, bis man Pflanzen sicher bestimmen kann. Zunächst sollten Sie sich auf das Bestimmenlernen konzentrieren. Die Pflanze können Sie dann zunächst in einer Apotheke sicher kaufen. Erst wenn Sie geübt sind im Bestimmen, können Sie selbst sammeln! Wenn Sie sich nicht wirklich hundertprozentig sicher sind, dann lassen Sie die Pflanze grundsätzlich stehen!

Dieses Buch ersetzt kein Bestimmungsbuch! Schaffen Sie sich eins an. Es gehört zur Grundausstattung.

WELCHE AUSRÜSTUNG BENÖTIGT MAN?

Zur Ausrüstung gehören schützende Handschuhe und eine Gartenschere. So können Sie gezielt und schonend genau die Teile

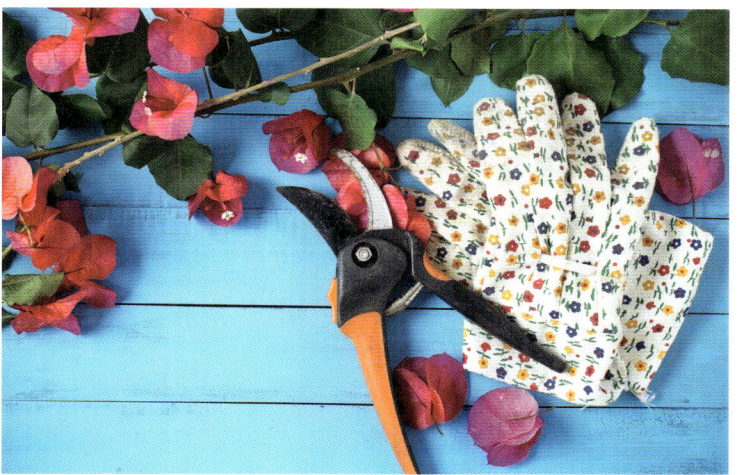

Handschuhe und Gartenschere gehören zur Grundausrüstung.

abschneiden, die Sie benötigen. Rupfen oder reißen würde die Pflanze zu sehr beschädigen. Für den Transport eignen sich Körbe oder große Stoffbeutel.

WANN SAMMELT MAN AM BESTEN?

Der ideale Zeitpunkt hängt davon ab, was man sammeln möchte, ob Kraut, Blüte oder Frucht. Am günstigsten sind die Voraussetzungen bei gemäßigten Temperaturen und mäßig trockenem Klima. Nicht zu früh morgens, wenn die Pflanze oft noch feucht ist, und auch nicht zu spät nachmittags, wenn die Sonne am stärksten ist. An Regentagen sollte man nicht sammeln.

Blüten erntet man am besten, wenn sie frisch aufgeblüht sind. Auch sonstige oberirdische Bestandteile der Pflanze sind jetzt ideal zu ernten.

Wurzeln sollte man dagegen während der Ruhephase der Pflanze, also im Winterhalbjahr sammeln.

WIE SAMMELT MAN SCHONEND?

Wenn eine Wildpflanze „geerntet" werden soll, gilt es, möglichst darauf zu achten, dass sie nachwachsen kann. Also nie mehr als ein Drittel der Pflanze entnehmen. Das ist besonders bei solchen Pflanzen einfach, bei denen man die oberirdischen Teile verwendet. Bei den Arten, bei denen man es auf Wurzel oder Rhizom abgesehen

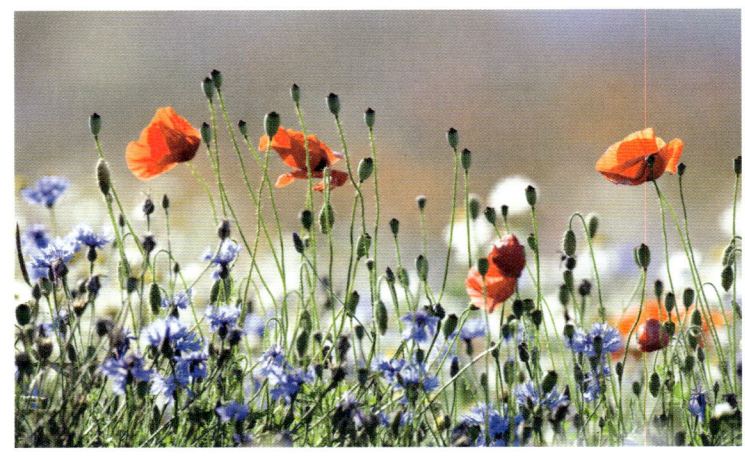

Wiesen sind die artenreichsten Biotope, hier findet man die größte Vielfalt an Pflanzen.

hat, ist oft doch der Gang in die Apotheke oder ins Kräuterhaus die bessere Lösung. Zum schonenden Teilen eines Wurzelstocks braucht man eine gewisse gärtnerische Erfahrung.

Ernten Sie also immer so, dass die Pflanze überlebensfähig bleibt. Immer beachten: Die Pflanze muss sich regenerieren können. Keinesfalls sollte man gleich mehrere ganze Pflanzen ausreißen, sodass keine Vertreterin der Art am Ort zurückbleibt.

Sammeln Sie immer nur so viel, wie Sie sofort verbrauchen oder verarbeiten können. Je weniger, desto besser. Man sollte anschließend nicht erkennen können, dass gesammelt wurde. Dann freut sich auch der nächste Kräuterwanderer, der nach Ihnen kommt.

WO SAMMELT MAN AM BESTEN?

Gerade für Stadtbewohner ist diese Frage besonders wichtig. Auch in größeren Städten wachsen zahlreiche Heilpflanzen und Wildkräuter, allerdings sollte man im Stadtgebiet keine am Boden wachsenden Pflanzen pflücken. In städtischen Waldgebieten z. B. ist es abseits von Wegen und Straßen durchaus möglich, Wildpflanzen zu ernten.

Grundsätzlich sollte man darauf achten, nicht in der Nähe stark befahrener Straßen zu sammeln, weil man sonst von einer hohen Schadstoffbelastung der Pflanzen ausgehen muss. Ränder von landwirtschaftlich genutzten Flächen wie Äcker oder Felder bergen zudem die Gefahr, dass Pestizide und Düngemittel auch auf die angrenzende Vegetation gelangen. An Wegrändern müssen Sie davon ausgehen, dass dort schon der eine oder andere Hund sein Geschäft verrichtet hat. Auslaufflächen für Hunde sind generell zum Sammeln ungeeignet. In Städten sollte man zudem beachten, dass die Luftverschmutzung hoch ist und die gesammelten Pflanzen deshalb gründlich gewaschen werden müssen. Das gilt übrigens auch für in Städten angebautes Obst und Gemüse.

FUCHSBANDWURM

Der Fuchsbandwurm ist in Deutschland vor allem im Süden, in Bayern und Baden-Württemberg verbreitet. Er kann durch den Verzehr von verschmutzten Waldbeeren, Pilzen oder Pflanzen übertragen werden und schwere gesundheitliche Schäden verursachen. Allerdings erfolgen die meisten Übertragungen durch den direkten Kontakt mit Haustieren wie Hunden und Katzen, die Eier der Parasiten in ihrem Fell tragen können. Gründliches Waschen der wild gesammelten Pflanzen, Früchte und Pilze kann das Übertragungsrisiko minimieren, bietet aber keine Garantie. Der Nachteil des Waschens ist allerdings, dass die Wildpflanzen anschließend schnell anfangen zu schimmeln. Wenn Sie die Pflanzen sofort verbrauchen, z. B. im Salat, ist das natürlich kein Problem. Kochen tötet die Eier des Bandwurms ebenso ab wie das Trocknen.

NATURSCHUTZ

Viele Pflanzen stehen unter Naturschutz und dürfen nicht gepflückt werden. Der Status ist von Bundesland zu Bundesland unterschiedlich. In Naturschutzgebieten darf überhaupt nichts gepflückt werden.

RESPEKT VOR DEN KRÄFTEN DER NATUR: VIELE PFLANZEN SIND GIFTIG!

Für den Umgang mit Pflanzen gilt immer: Unterschätzen Sie nie, wie giftig viele Pflanzen sind. Oft gilt der Paracelsus-Satz, dass die Dosis das Gift macht. Bei vielen Pflanzen und pflanzlichen Wirkstoffen kehrt sich ihr nützlicher Charakter um ins Gesundheitsschädliche, wenn man eine bestimmte Dosis oder Konzentration überschreitet. Manche Heilpflanzen sind zudem nur für eine äußerliche Anwendung geeignet.

Daneben gibt es auch in unseren Breiten zahlreiche Arten, die schon in geringen Dosen hochgiftig wirken. Denken Sie an den Fingerhut oder den (nicht als Heilpflanze genutzten) Eisenhut, der als giftigste Pflanze Europas gilt. Schon der Verzehr weniger Blätter kann tödlich wirken. Alle Teile der Pflanze sind giftig. Allein der bloße Hautkontakt kann, auch ohne Verletzungen, Vergiftungserscheinungen hervorrufen. Ähnlich gefährlich ist die Herkulesstaude (Riesen-Bärenklau), die durch bloße Berührung Verbrennungen auf der Haut verursachen kann. Informieren Sie sich auf jeden Fall vor einer ersten Anwendung über alle Risiken und besprechen Sie die geplante Anwendung mit Ihrem Arzt.

AUCH HEIL- UND NUTZPFLANZEN KÖNNEN GIFTIG SEIN.

Nicht jede Heilpflanze eignet sich fürs Selbersammeln. Huflattich z. B. ist als Wildpflanze potenziell krebserregend. Nur die in Apotheken erhältlichen Zuchtformen sind unbedenklich. Manche Pflanzen sind nur in Teilen giftig, deshalb ist es sehr wichtig, präzise zu sammeln. Jede Pflanzenart muss eigens betrachtet und beurteilt werden. Selbst viele Nutzpflanzen sind im unreifen Zustand ungenießbar bis giftig, zum Beispiel Nachtschattengewächse wie Tomaten oder Kartoffeln. Erst durch Reifung (Tomate) oder durch das längere Erhitzen (Kartoffel) werden sie genießbar. Wir kämen mit gutem Grund nie auf die Idee, eine grüne Tomate oder rohe Kartoffel zu verzehren.

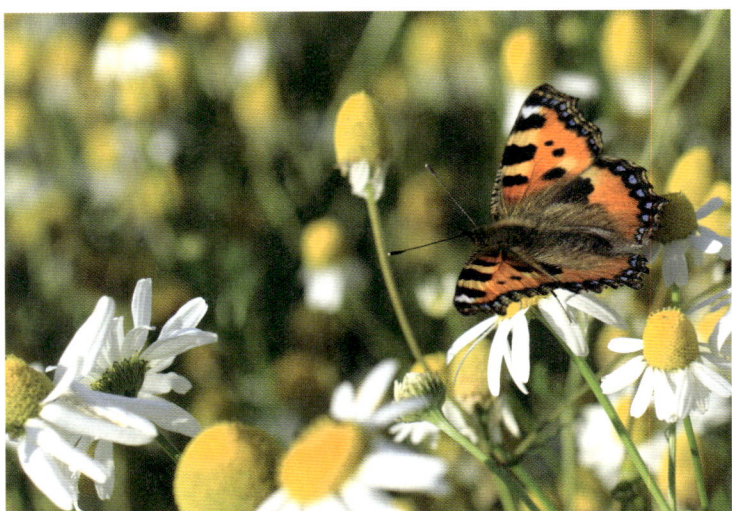

Wir sind nicht die einzigen, die Wildpflanzen gerne nutzen – für viele Insekten sind sie lebenswichtige Futterpflanzen.

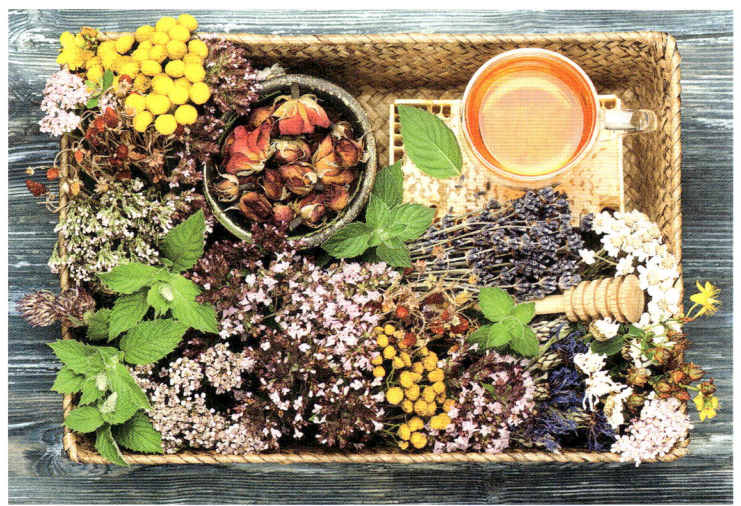

Grundsätzlich sollte man immer nur so viel sammeln, wie man selbst verbrauchen kann und dabei der Pflanze die Möglichkeit der Regeneration lassen.

SAMMELN SIE NUR, WAS SIE ZWEIFELSFREI BESTIMMEN KÖNNEN.

Sammeln Sie nie, wenn Sie sich unsicher sind! Überprüfen Sie Ihre Funde zu Hause sicherheitshalber noch mal – ein botanisches Bestimmungsbuch ist hier unverzichtbar. Solange Sie sich nicht hundertprozentig sicher sind, sollten Sie die Pflanze in ihrer natürlichen Umgebung kennenlernen und dann im Kräuterhaus oder in der Apotheke kaufen.

WERDEN SIE GÄRTNER – DIE BIENEN, HUMMELN UND SCHMETTERLINGE WERDEN ES IHNEN DANKEN!

Wenn Sie einen Balkon oder Garten haben, nutzen Sie ihn, um selbst Heilpflanzen anzupflanzen. So bekommen Sie allmählich ein Gefühl für die Pflanzen und werden sicherer im Erkennen. Ganz nebenbei unterstützen Sie damit die Umwelt. Viele Heilpflanzen sind sogenannte Bienenweiden, d. h., sie sind wichtige Futterpflanzen für Bienen und andere Fluginsekten. Die Bienen, Hummeln und Schmetterlinge werden es Ihnen danken! Hier sind besonders die Bewohner von Städten gefragt, wo Insekten oft zu wenige nektarspendende Pflanzen finden, um überleben zu können. Mit dem eigenen Anbau trägt man außerdem zum Erhalt der Arten bei.

Die Anwendungen

FÜR ALLE ANWENDUNGEN UND ZUBEREITUNGSARTEN GILT:

Licht und Luft zerstören viele wertvolle Inhaltsstoffe, deshalb sollten Zubereitungen immer in braunen Glasgefäßen aufbewahrt werden. Braunglas filtert schädliche UV-Strahlung. Die Gefäße sollten mit einer Beschriftung und einer Datumsangabe versehen werden.

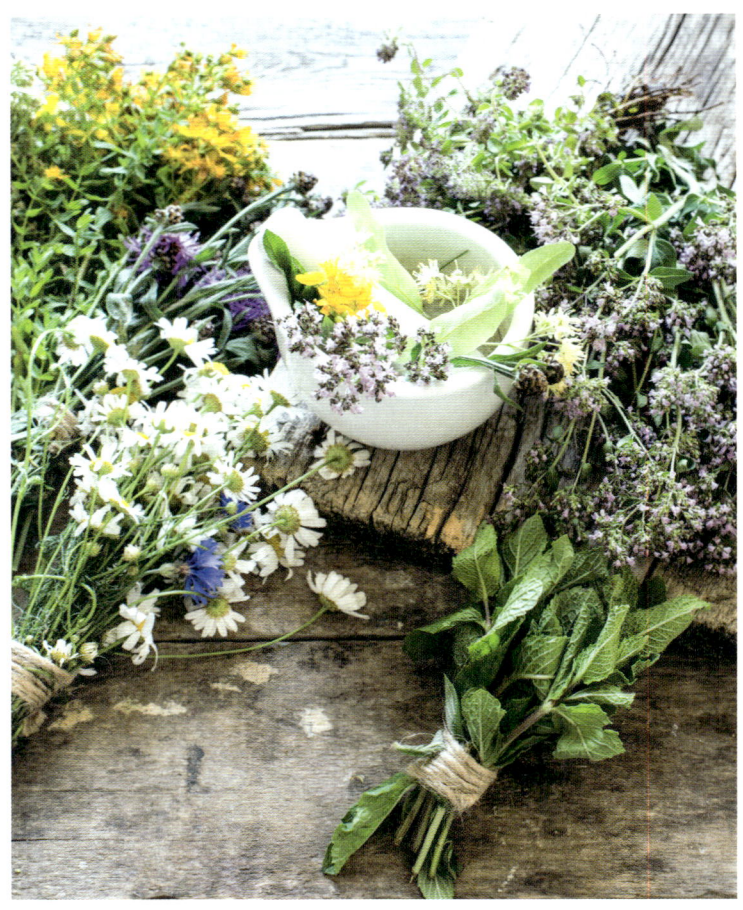

Das Trocknen ist die häufigste Form der Haltbarmachung.

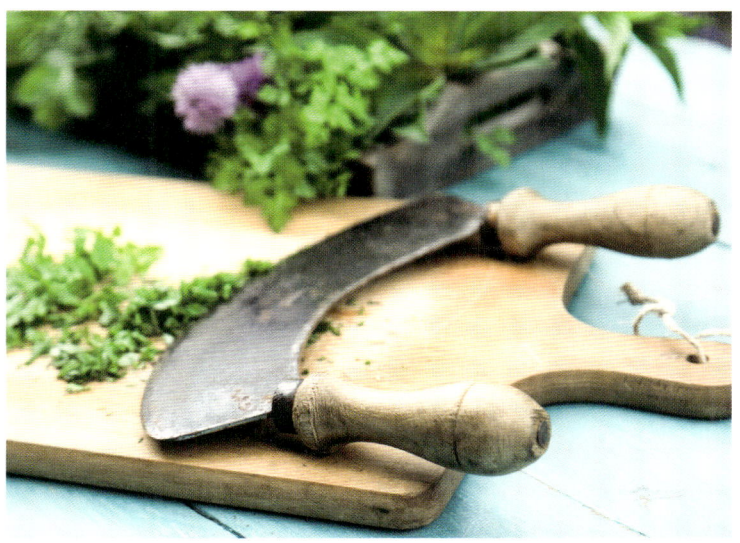

Meist werden die Pflanzen erst unmittelbar vor der Weiterverarbeitung zerkleinert.

TROCKNEN

Zum Trocknen frischer Pflanzen benötigen Sie einen warmen, schattigen und gut durchlüfteten Raum. Die Luft darf nicht feucht sein, denn Schimmelbildung gilt es unbedingt zu vermeiden. Sonnenlicht schadet den wertvollen Inhaltsstoffen. Je nachdem, welche Pflanzenteile verwendet werden sollen, müssen diese vor der Trocknung abgetrennt, aber noch nicht zerkleinert werden. Das Zerkleinern sollte immer erst unmittelbar vor der Verwendung erfolgen. Sie können die Pflanzen in lockeren Bündeln kopfüber aufhängen oder sie auf trockenen Tüchern ausbreiten. Dort sollten sie regelmäßig umgedreht werden, damit keine feuchten Stellen verbleiben. Wenn Sie große Mengen trocknen möchten, können Sie ein Wäschegestell nutzen und darüber entweder ein feinmaschiges Netz oder ein großes Tuch ausbreiten. Alle Pflanzenteile sollten nebeneinender, nicht aufeinander liegen.

ZERKLEINERN

Erst unmittelbar vor der Verwendung sollten die getrockneten Pflanzenteile zerkleinert werden. Durch das Zerkleinern werden die Inhaltsstoffe Luft und Licht ausgesetzt, was vielen empfindlichen Inhaltsstoffen schadet.

TEE

Der Begriff „Tee", eigentlich die Bezeichnung für die Pflanze Camellia sinensis, hat sich eingebürgert für alle teeartigen Zubereitungen, bei denen Planzenteile mit heißem bis kochendem Wasser überbrüht werden. Der Aufguss muss in der Regel im zugedeckten Gefäß eine Weile „ziehen".

Ein Aufguss mit kochendem Wasser hat viele Vorteile: Er ist schnell und einfach zuzubereiten, und kochendes Wasser tötet Keime ab, die sich eventuell auf den Pflanzenteilen befinden. Dennoch trinkt man ihn nur frisch zubereitet. Oft trägt die Wärme des Getränks zur Heilwirkung bei, etwa bei Erkältungskrankheiten. Für Teeaufgüsse lassen sich mehrere Pflanzen, die sich in der Wirkung verstärken oder ergänzen, einfach kombinieren.

Manchmal müssen die Pflanzenteile auch längere Zeit gekocht werden, bis sich die gewünschten Inhaltsstoffe lösen. Dies ist meist bei Baumrinden der Fall.

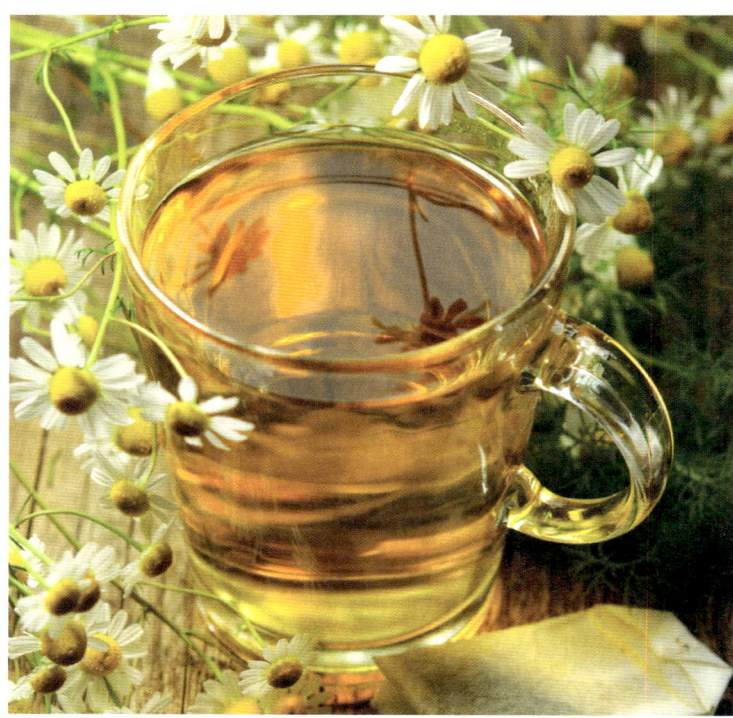

Ein Teeaufguss ist die häufigste und einfachste Form der Anwendung.

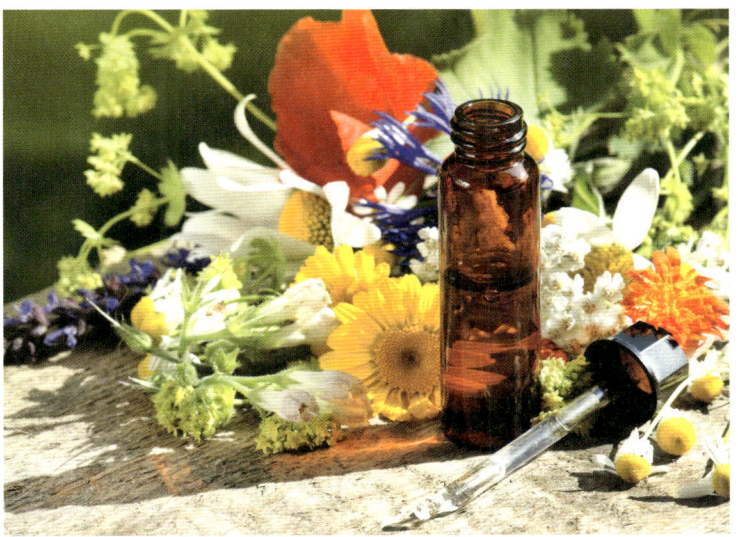

Tinkturen konservieren die Wirkstoffe für eine gewisse Zeit.

MAZERAT

Der Kaltwasserauszug ist z. B. sinnvoll, wenn es darum geht, Schleimstoffe aus der Pflanze zu lösen. Dafür wird die Pflanze mehrere Stunden im kalten Wasser belassen. Der Nachteil ist, dass die Lösung nicht keimfrei ist. Das Mazerat ist nicht haltbar und sollte immer nur frisch zubereitet getrunken werden.

TINKTUR

Für die Tinktur werden die Pflanzenbestandteile eine Zeit lang in hochprozentigem Alkohol eingelegt und anschließend wieder herausgefiltert. Die Ziehdauer kann Tage, sogar Wochen betragen. Meist mischt man Pflanzenanteile und Alkohol im Verhältnis 1:10. Zum Filtern kann man ein feinmaschiges Sieb oder einen Kaffeefilter verwenden.

Manche Inhaltsstoffe lösen sich in Alkohol einfacher als in Wasser. Der hohe Alkoholgehalt macht Tinkturen außerdem lange haltbar. Man kann sie zur Anwendung jeweils verdünnen.

Hochprozentige Getränke wie Schnaps oder Wodka sind für Tinkturen gut geeignet. Aufgrund des hohen Alkoholgehalts ist klar, dass von der Tinktur jeweils nur kleine Mengen, meist tropfenweise, eingenommen werden. Größere Mengen Alkohol würden

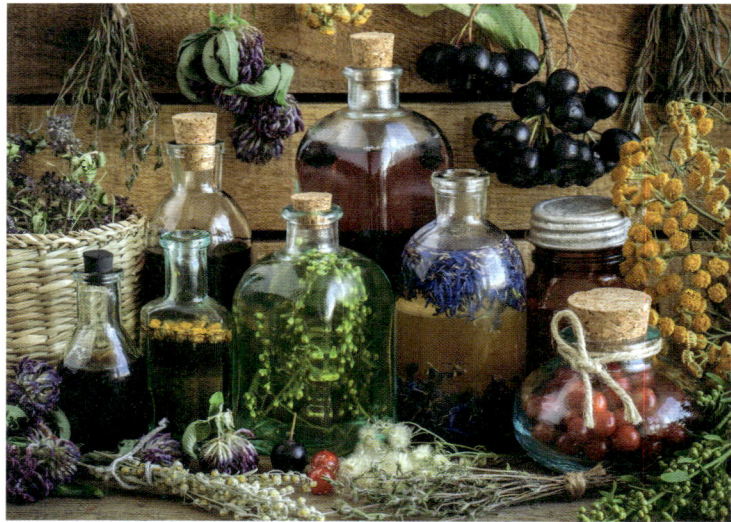

Es gibt Wirkstoffe, die in Öl ideal löslich sind, andere lassen sich besser mit Alkohol auslösen.

den Körper belasten, was vor allem während einer Erkrankung unbedingt zu vermeiden ist. Für Alkoholiker und Menschen mit Leberfunktionsstörungen sind Tinkturen nicht geeignet.

Wenn man der Alkohollösung große Mengen Zucker beigibt, erhält man einen Likör.

ÖL

Heilpflanzenöl kann man ähnlich wie eine Tinktur herstellen, nur dass hier nicht Alkohol, sondern Pflanzenöl die tragende Flüssigkeit ist. Dafür gibt man die getrockneten Pflanzenteile in ein Gefäß mit Pflanzenöl und lässt die Mischung mehrere Wochen ziehen. Dann sind die fettlöslichen Inhaltsstoffe der Pflanzenteile ins Öl übergegangen und das fertige, monatelang haltbare Öl kann abgefiltert werden.

SALBE

Salben sind fettbasierte Zubereitungen, die äußerlich angewendet werden. Die Wirkstoffe dringen mit dem Fett über die Haut in den Körper ein. Am besten eignet sich pflanzliches Fett wie Sheabutter, Kakaobutter oder Pflanzenöl. Öl wird in Verbindung mit Bienenwachs dickflüssig und streichfähig. Man kann auch Schweineschmalz verwenden. Im Gegensatz zu mineralischen Fetten wie Vaseline bilden pflanzliche und tierische Fette keinen Film, der auf der Haut verbleibt (und zu Schutzzwecken erwünscht sein kann), sondern werden von der Haut aufgenommen.

Für die Herstellung einer Salbe erhitzt man das Fett mit den Pflanzenteilen vorsichtig und lässt die Mischung über längere Zeit erwärmt ziehen. Anschließend filtert man die Pflanzenrückstände (durch ein Tuch) heraus und fügt der warmen Mischung Bienenwachs hinzu. Das Wachs festigt die Salbe. Salben sind mehrere Monate haltbar.

AUFLAGE, KOMPRESSE

Diese Form der äußerlichen Anwendung kommt oft bei Muskel- oder Gelenkbeschwerden zum Einsatz. Auch Insektenstiche und Wunden können so behandelt werden. Dabei wird ein Püree aus sauberen Pflanzenteilen auf die betroffene Stelle aufgetragen und mit einem Tuch zugedeckt. Die Pflanzenwirkstoffe können auch in Kombination mit Wärme wirken. Dafür tränkt man Stoff mit der erwärmten Pflanzenzubereitung (Tee, Salbe) oder träufelt eine Tinktur auf ein Tuch, das vorher in warmes Wasser getaucht wurde. Dieses legt man auf die betroffene Stelle und lässt es einwirken, solange es warm ist. Für eine Kompresse umwickelt man dieses straff mit Mullbinde und fixiert sie.

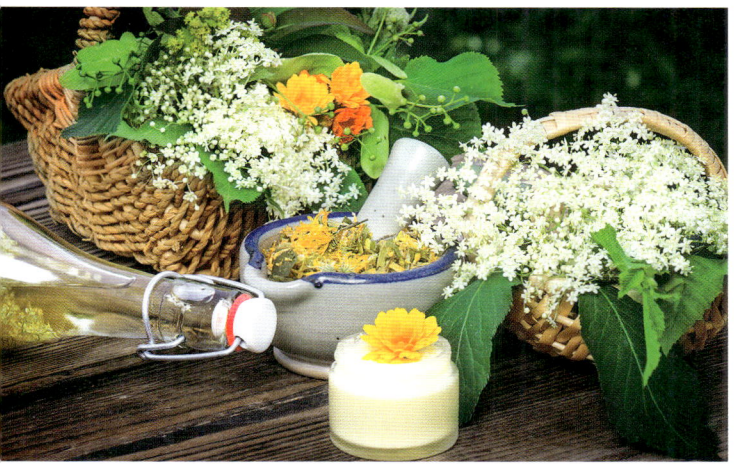

Egal ob als Salbe, Sirup oder Tinktur – unsere heimische Flora bietet eine Fülle von gut verträglichen Heilpflanzen.

Die Pflanzen

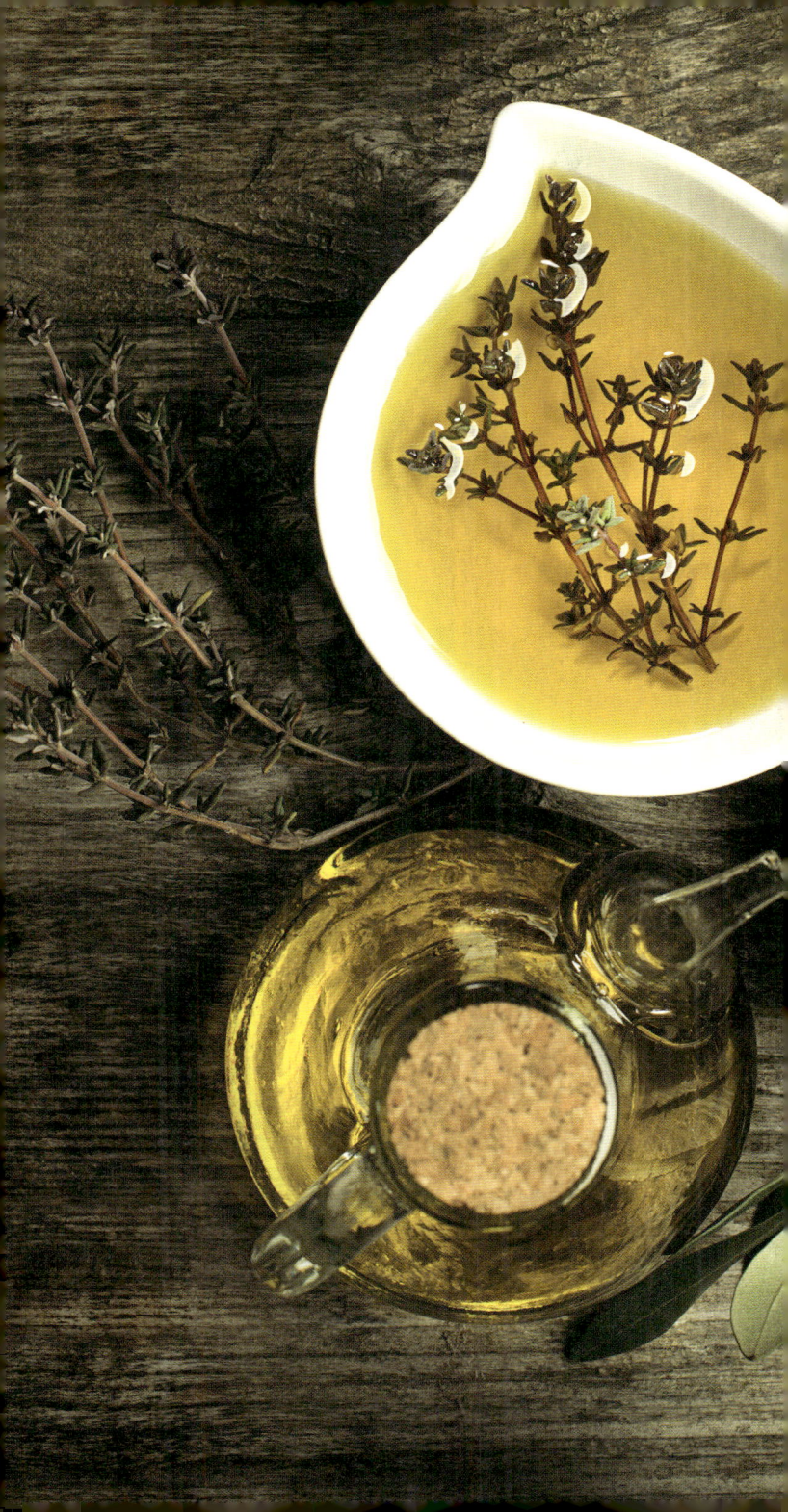

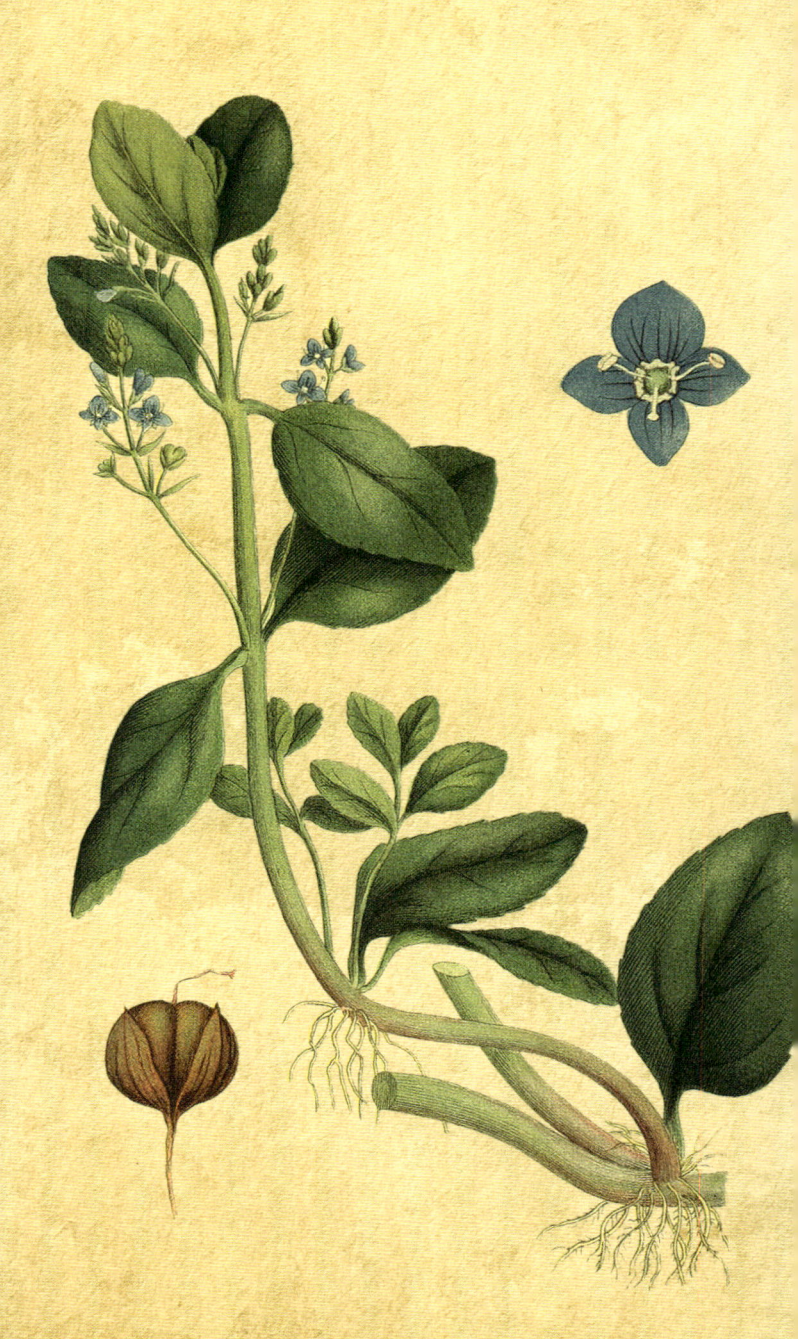

Bachbunge
Veronica beccabunga

Die Bachbunge ist manchen besser bekannt unter dem Namen Bachehrenpreis. Man findet sie weit verbreitet an feuchten Standorten wie Bächen und Seen. Sie wächst häufig teilweise im Wasser und bevorzugt dabei nährstoffreiches, fließendes Wasser und schlammige Böden. Sie wird bis zu 60 cm hoch. Von Mai bis August erscheinen die blauen Blütentrauben, die aus den Blattachseln wachsen. Der Stängel der Pflanze ist rund und hohl.

In der Volksmedizin wird die Bachbunge, die schwach giftig ist, traditionell zur Anregung der Nierentätigkeit sowie bei Leber- und Gallenbeschwerden eingesetzt. Sie wirkt harntreibend, verdauungsfördernd, abführend, wundheilend und blutreinigend. Sie soll sich auch positiv auf den Cholesterinspiegel auswirken.

Man kann sie äußerlich bei Wunden anwenden, auch im Mund- und Rachenraum, z. B. bei Zahnfleischbluten.

Die Pflanze ist reich an Vitamin C, deshalb eignet sie sich gut für eine Frühjahrskur und für grüne Smoothies. Die frischen, jungen Blätter können auch als Gemüse verwendet werden. Ältere Blätter schmecken dafür allerdings zu bitter.

Beim Sammeln sollte man besonders darauf achten, dass man keine auf der Pflanze haftenden Insektenlarven oder Parasiten mitnimmt.

INHALTSSTOFFE: Vitamin C, Iridoidglykoside, Flavonoide, Gerbstoffe, Saponine

ANWENDUNGSGEBIETE: Leber- und Gallenbeschwerden, Verstopfung, Vitaminmangel, Frühjahrsmüdigkeit, Zahnfleischbluten

Rezepte

Bachbunge
Veronica beccabunga

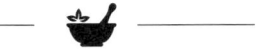

HUSTENTEE:

½ Teelöffel getrocknete Blätter und Blüten mit ½ Teelöffel Thymiankraut vermischen, mit 250 ml kochendem Wasser übergießen, maximal 5 Minuten ziehen lassen. Für eine maximal zweiwöchige Anwendung.

ZWEIWÖCHIGE FRÜHJAHRSKUR:

1 Esslöffel frische Triebspitzen pro Tag in den Salat geben oder sich damit ein Omelett zubereiten, regt den Stoffwechsel an und wirkt harntreibend.

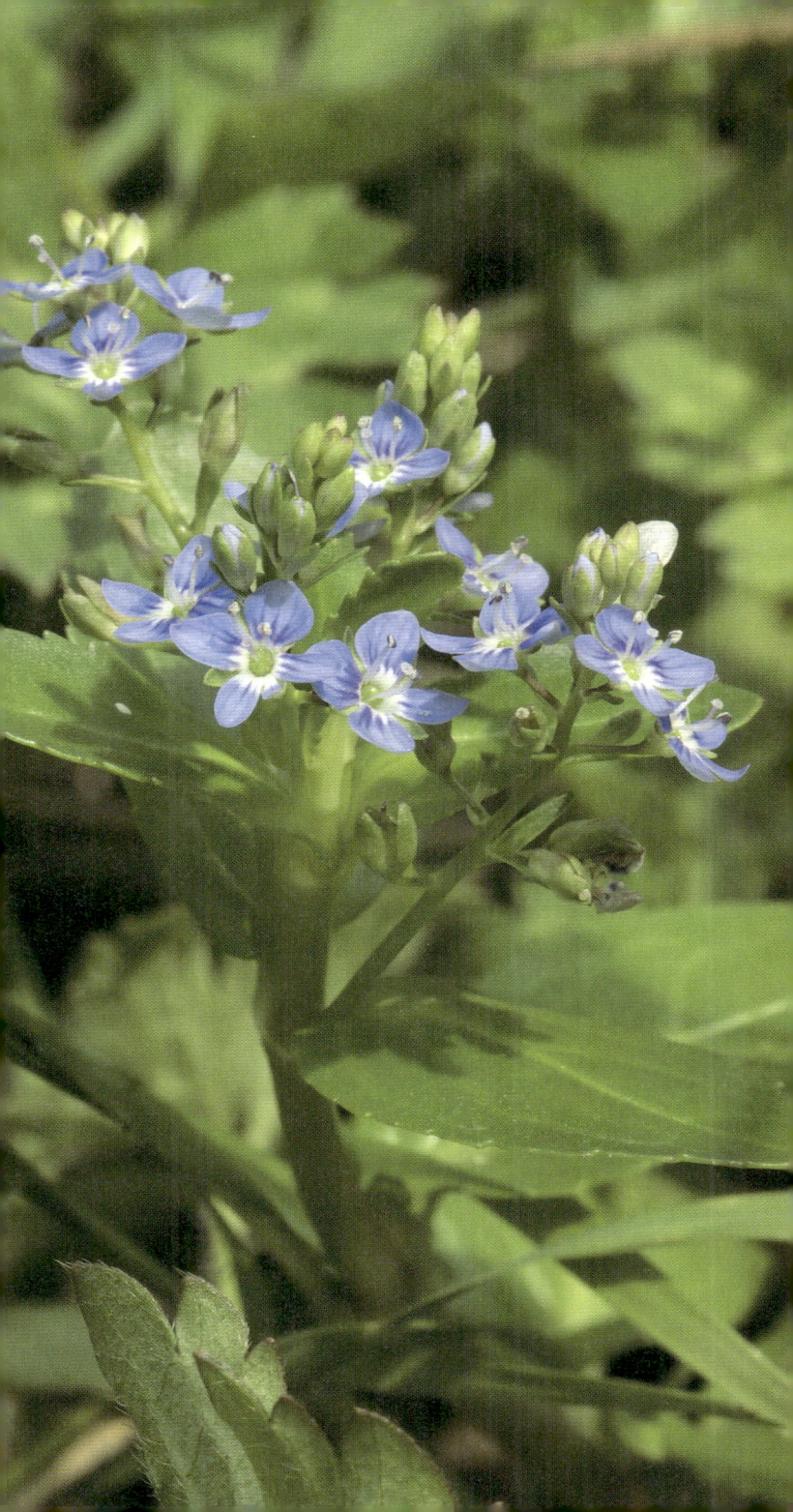

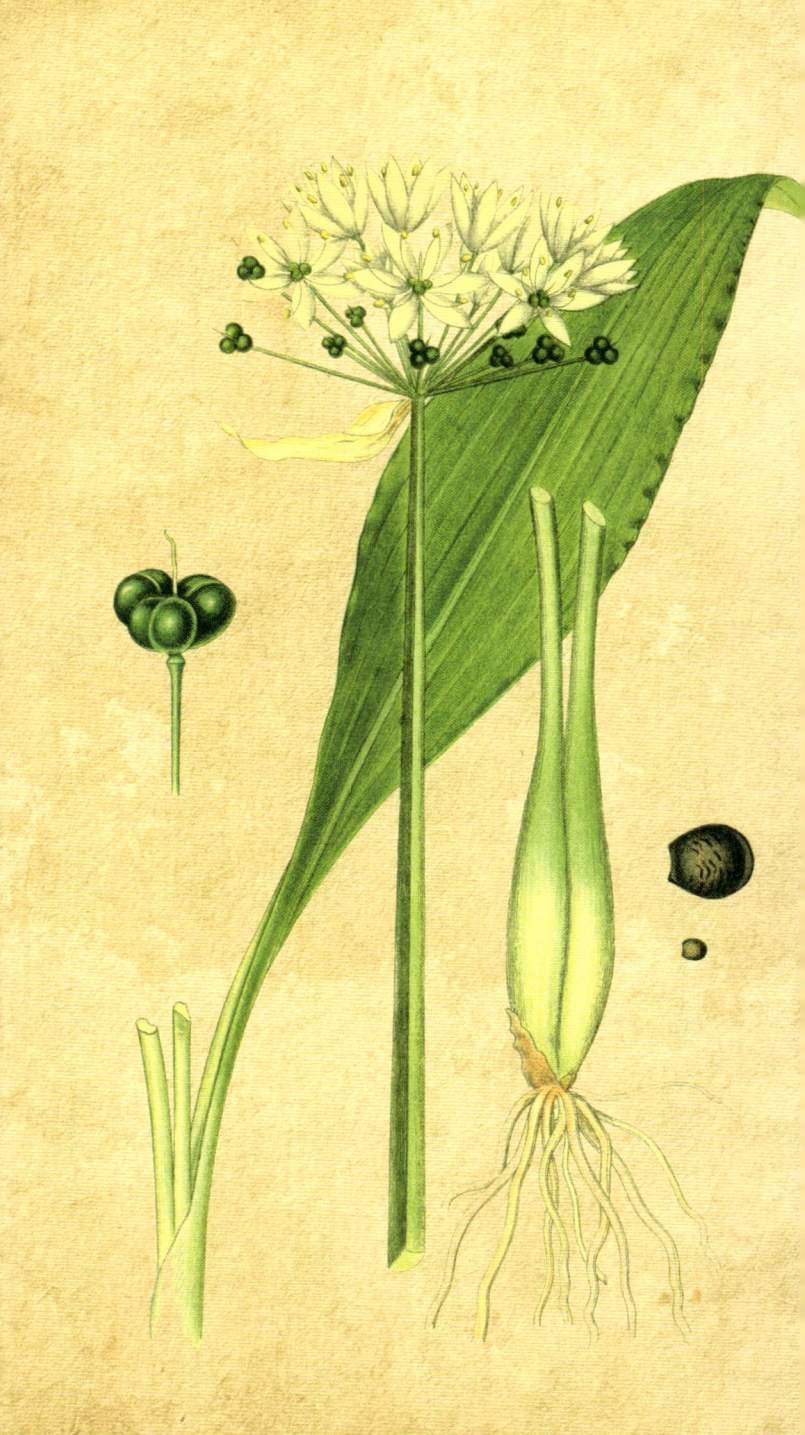

Bärlauch

Allium ursinum

Sehr genau hinsehen sollte man beim Sammeln von Bärlauch, weil er mit einigen –auch tödlich giftigen Pflanzen wie Maiglöckchen und Herbstzeitlosen – verwechselt werden kann. Schnuppern genügt nicht, weil bereits nach dem Pflücken einiger Blätter die Finger seinen knoblauchähnlichen Geruch annehmen. Doch das würzige Gewächs besitzt eine Reihe typischer Merkmale. So ist die Mittelrippe auf der Blattunterseite gut ausgeprägt und knackt beim Knicken deutlich hörbar. Der Blattrand rollt sich leicht nach hinten und die Unterseite ist matt. Die Blätter wachsen mit einem dreikantigen Stängel einzeln aus dem Boden, bilden aber Gruppen. Besonders wohl fühlt sich Bärlauch in lichten Buchen- und Auwäldern, wo er weitläufige Teppiche bildet. Geerntet werden die Blätter im Frühjahr, bevor das Liliengewächs seine sternförmigen, weißen Blüten entfaltet.

Kräuter, die einen „Bären" im Namen tragen, werden seit jeher als besonders mächtige Heilpflanzen angesehen, so auch der Bärlauch. Aufgrund seiner Lauchöle kann er zur Vorbeugung und Therapie der heutigen Zivilisationskrankheiten eingesetzt werden. Sie können Gefäßverkalkungen verhindern und damit vor Schlaganfall und Herzinfarkt schützen. Zudem senken sie Bluthochdruck, der die Gefäße belastet, und verbessern die Fließeigenschaften des Blutes. Viele schwören daher auf eine Frühjahrskur mit Bärlauch. Aber das Kraut ist auch verdauungsfördernd und appetitanregend. Zudem wirkt es antibakteriell, antiviral, antimykotisch und antioxidativ. Bärlauch unterstützt also auf vielseitige Weise die Gesundheit, sodass man ihm tatsächlich „Bärenkräfte" zuschreiben kann.

INHALTSSTOFFE: Alliin, Adenosin, Flavonoide, Vitamin C

ANWENDUNGSGEBIETE: Arteriosklerose, Bluthochdruck, erhöhte Cholesterinwerte, Appetitlosigkeit, Verdauungsbeschwerden

Rezepte

Bärlauch
Allium ursinum

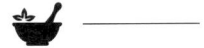

BÄRLAUCHWEIN:

Bärlauchwein zur Linderung der Altersbeschwerden wie Schwäche der Glieder und auch bei Magenproblemen.

250 ml Weißwein werden mit 1 Handvoll frischer Bärlauchblätter aufgekocht, die Mischung abseihen. In einem anderen Topf 250 ml Wasser mit 250 g Zucker aufkochen lassen, sobald sich der Zucker nach dem Aufkochen aufgelöst hat, kann der Bärlauchweißwein zugegeben werden. Pro Tag reicht 1 Likörglas voll.

BÄRLAUCHESSENZ:

Bärlauchessenz vermischt mit Brennnesselblättern und Löwenzahnblättern zur Unterstützung der gesunden Arterien und bei Eisenmangel, auch als Frühjahrskur geeignet.

1 Handvoll frische Bärlauchblätter, ½ Handvoll frische Brennnesselblätter und ½ Handvoll frische Löwenzahnblätter werden grob klein geschnitten und mit einer Mischung aus 1 Liter Wodka und 500 ml Wasser übergossen. Die Mischung 3 Wochen im Zimmer ziehen lassen und danach abseihen.

Pro Tag 1–3 Teelöffel davon trinken.

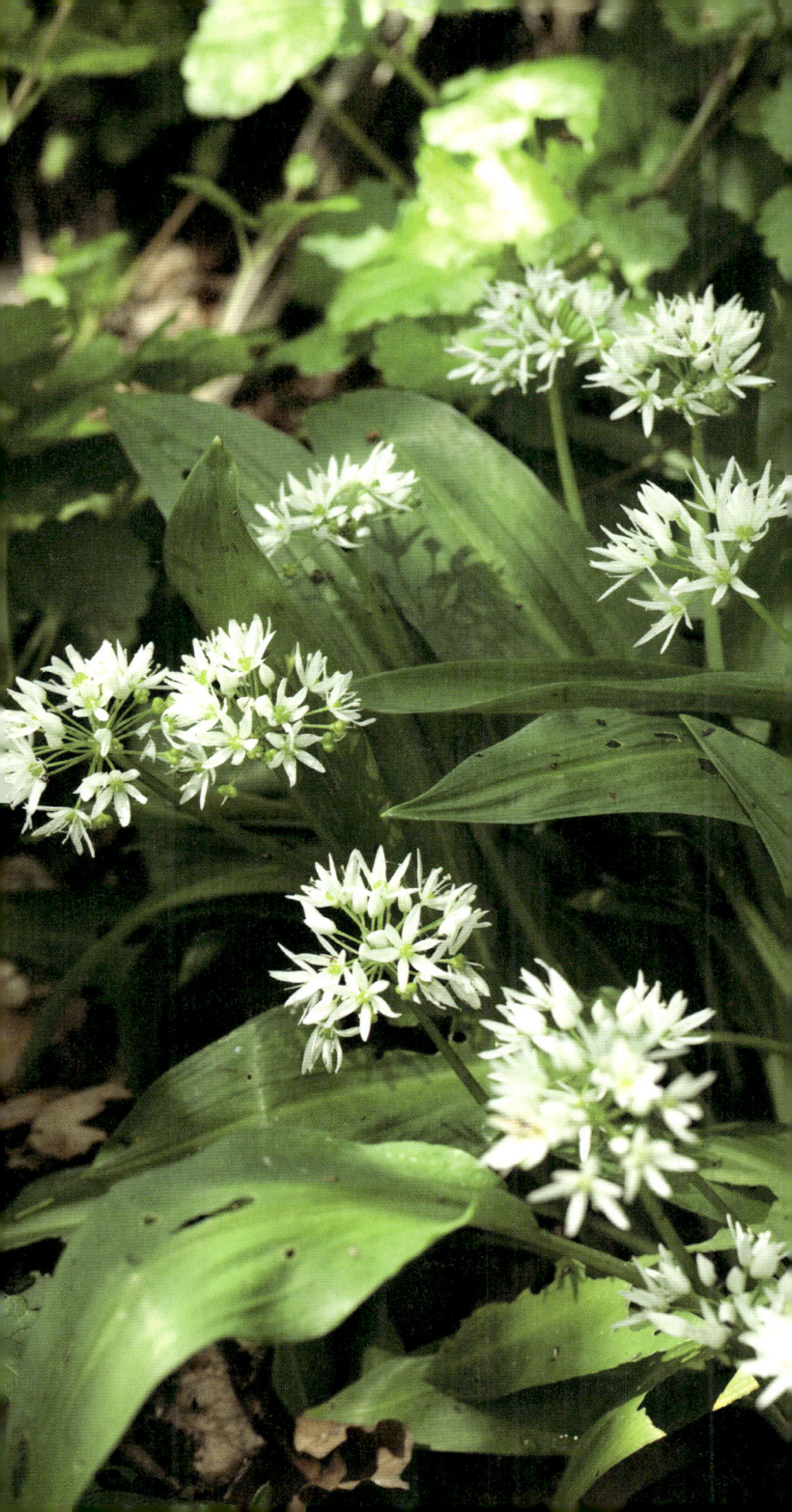

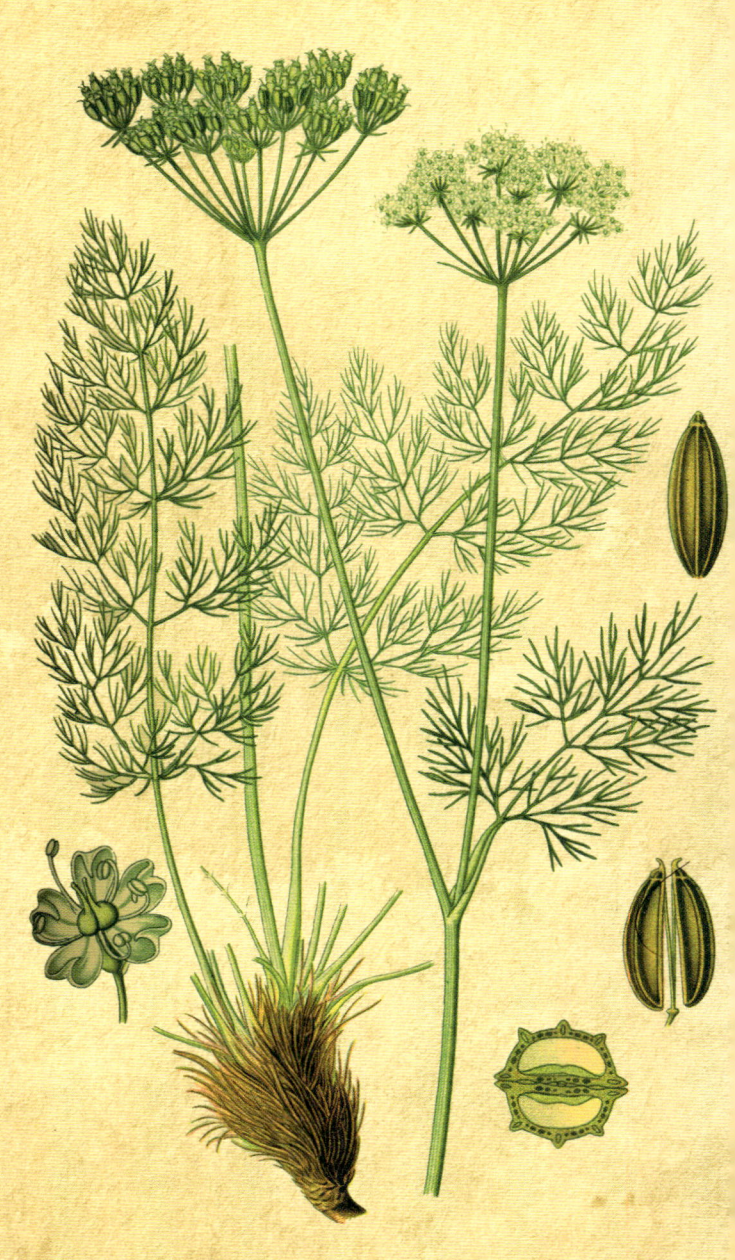

Bärwurz

Meum athamanticum

Der Bärwurz wächst meist auf Weiden, Magerrasen und Wiesen, vor allem in Mittelgebirgen. Bärwurz verströmt einen starken, charakteristischen Geruch, der an Liebstöckel oder Fenchel erinnert. Die Pflanze hat gefiederte Blätter und weiße Blütendolden, die im Frühling bis Frühsommer erscheinen. Sie wird bis 60 cm hoch.

Heute nutzt man ihn vor allem als Gewürzpflanze in der Küche, doch Bärwurz ist auch eine alte Heilpflanze. Zwar geriet er als solche in der Moderne praktisch in Vergessenheit, er kann dennoch auf eine lange Tradition in der Volksheilkunde zurückblicken, die ihn vor allem bei Verdauungsbeschwerden anwendete. Ein weiteres Anwendungsgebiet waren Menstruationsstörungen.

Heute nutzt man ihn als Gewürz sowie für die Herstellung des nach der Pflanze benannten und ebenfalls verdauungsfördernden Schnapses (manchmal wird dieser allerdings auch aus dem ähnlichen Alpen-Mutterwurz produziert). Bärwurz wird auch häufig als Zutat für Kräutersalze verwendet.

Bärwurz wirkt appetitanregend und verdauungsfördernd, blähungstreibend, harntreibend und entschlackend.

In der Küche verwendet man die jungen, vor der Blüte geernteten Blätter, für Heilzwecke kann auch die Wurzel genutzt werden.

INHALTSSTOFFE: ätherisches Öl, Phenylacrylsäuren, Phthalide

ANWENDUNGSGEBIETE: Verdauungsbeschwerden

Rezepte

Bärwurz
Meum athamanticum

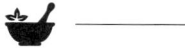

TEE:

Tee aus der getrockneten Wurzel bei Magenproblemen.

1 Teelöffel zerkleinerte Bärwurzwurzel, ¼ Teelöffel Süßholzwurzel, ½ Teelöffel Kalmuswurzel werden mit 0,5 Liter Wasser erhitzt und zum Kochen gebracht, 5 Minuten ziehen lassen und anschließend abseihen. Maximal 2 Tassen pro Tag trinken.

SCHNAPS:

Schnaps aus Bärwurzwurzel bei Herzschwäche, nervösen Störungen, Verdauungsproblemen aller Art.

Die frische Wurzel waschen, zerkleinern und in ein Schraubglas geben, anschließend mit so viel Wodka übergießen, dass alle Wurzelteile mit Alkohol bedeckt sind.

6 Wochen bei Zimmertemperatur stehen lassen, danach abseihen. Pro Tag 1 Teelöffel Schnaps zu sich nehmen.

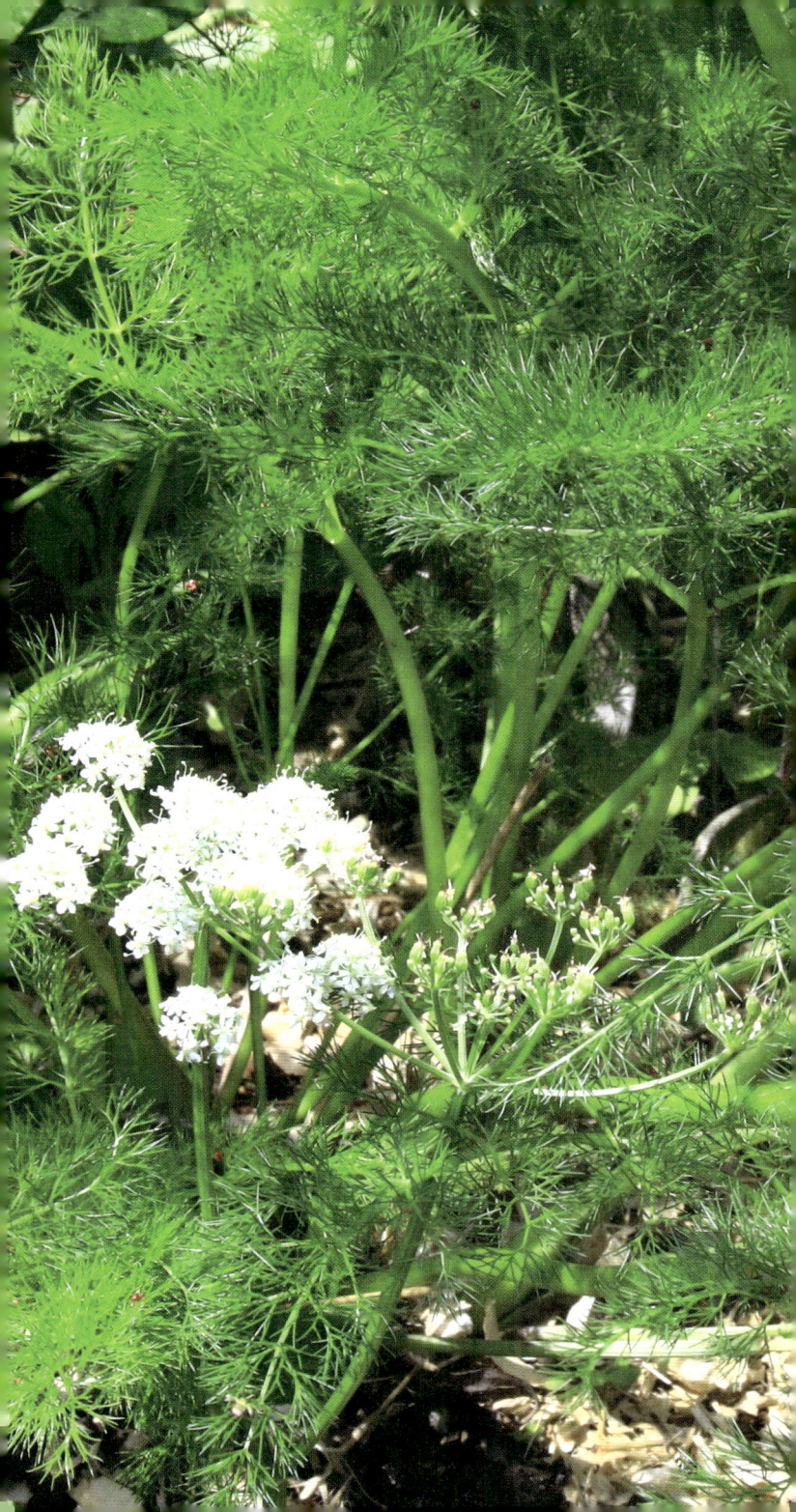

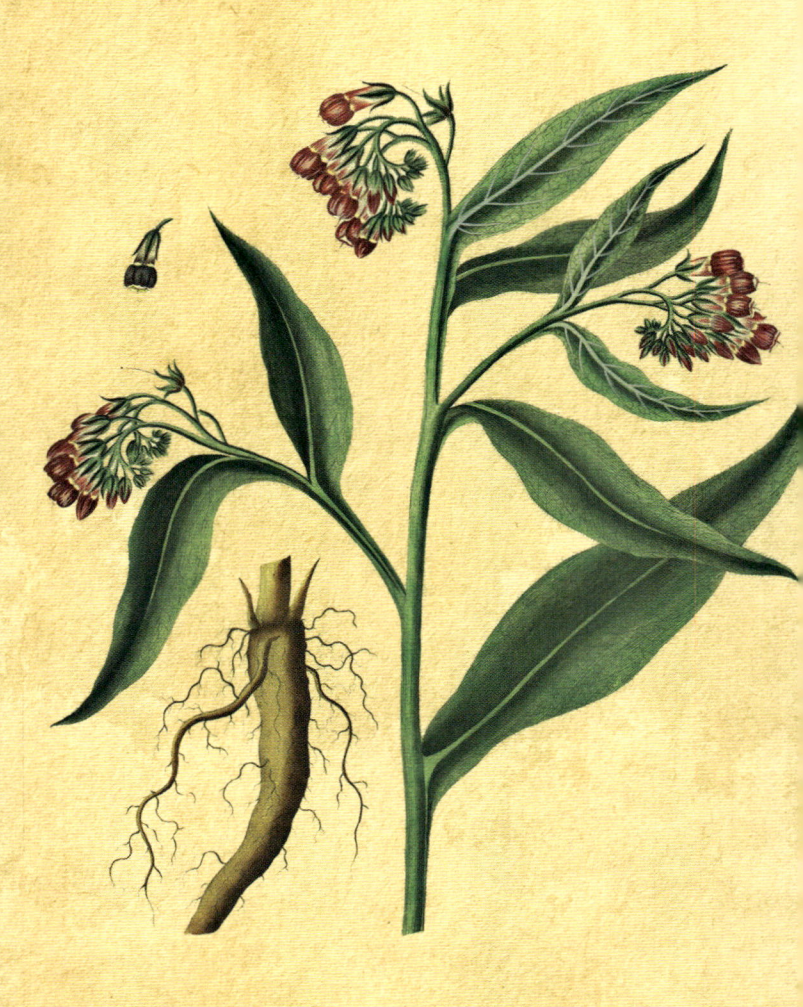

Beinwell

Symphytum officinale

Der Beinwell ist ein Rauhblattgewächs und das fühlt man sofort beim Streichen über seine Blätter: Sie sind borstig behaart und kratzen etwas. Die Blattränder ziehen sich an den Seiten der Stängel hinab. Die Blüten entfalten sich in nickenden Trauben und sind rötlich violett oder gelblich weiß gefärbt. Die Staude kann eine Höhe von 1,5 m erreichen. Am wohlsten fühlt sie sich auf Feuchtwiesen sowie an Bach- und Flussläufen.

Neben dem Kraut wird vor allem die Wurzel medizinisch verwendet. Ihr Äußeres erinnert an Schwarzwurzeln: außen schwarz, das Innere weiß. Beim Durchschneiden sondert sie einen schleimigen Saft ab. Schon der Name Beinwell sagt etwas über die Heilkraft der Pflanze aus. „Bein" verweist dabei auf Knochen und „well" rührt her von zusammenwallen, zusammenwachsen. So wurde Beinwell vor Jahrhunderten auch eingesetzt, nämlich bei der Heilung von Knochenbrüchen. Die Behandlung stumpfer Verletzungen wie Quetschungen und Prellungen sind heute wissenschaftlich belegte Indikationen. Auch Zerrungen und Sportverletzungen lassen sich mit Beinwell behandeln. Verantwortlich dafür ist der Inhaltsstoff Allantoin, der verletztes Gewebe regeneriert und die Wundheilung fördert. Beinwell wird in Form von Salbe, Umschlägen oder Tinktur äußerlich angewendet. Auch der Brei aus Wurzeln und Kraut kann als heilender Umschlag verwendet werden. Zubereitungen aus Beinwell wirken zudem schmerzlindernd und entzündungshemmend. Eine innerliche Einnahme ist aufgrund des Gehalts an leberschädigenden Pyrrolizidinalkaloiden nicht zu empfehlen.

INHALTSSTOFFE: Allantoin, Pyrrolizidinalkaloide, Gerbstoffe, Schleimstoffe, Rosmarinsäure

ANWENDUNGSGEBIETE: stumpfe Verletzungen, Regeneration von verletztem Gewebe, Förderung der Wundheilung und Neubildung von Zellen

Rezepte

Beinwell
Symphytum officinale

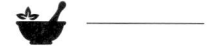

TINKTUR:

Tinktur aus der Wurzel zur äußerlichen Anwendung bei Schmerzen, Prellungen, Zerrungen, Knochenbrüchen, Sehnenscheidenentzündungen und Schleimbeutelentzündungen.

Die gewaschenen, klein geschnittenen und dann getrockneten Wurzeln in einem Glasgefäß mit so viel Wodka übergießen, dass die Wurzeln restlos mit Alkohol bedeckt sind. Anschließend 3 Wochen ziehen lassen und sorgfältig abseihen. Wundauflagen, Tücher oder Binden mit der Tinktur tränken und die schmerzenden, erkrankten Stellen damit bedecken. Mehrmals täglich frisch machen. Die Tinktur kann auch in eine Salbe eingebracht werden und dann auf die erkrankten Stellen aufgetragen werden.

WURZELSUD:

Wurzelsud bei Venenerkrankungen und Knochenbrüchen.

100 g getrocknete Wurzel mit 500 ml Wasser mischen und 10 Minuten kochen. Anschließend wird der Sud abgeseiht. Nach dem Abkühlen ein Tuch mit dem Sud tränken und auf die betroffenen Gelenke, Knochen oder Venenabschnitte legen.

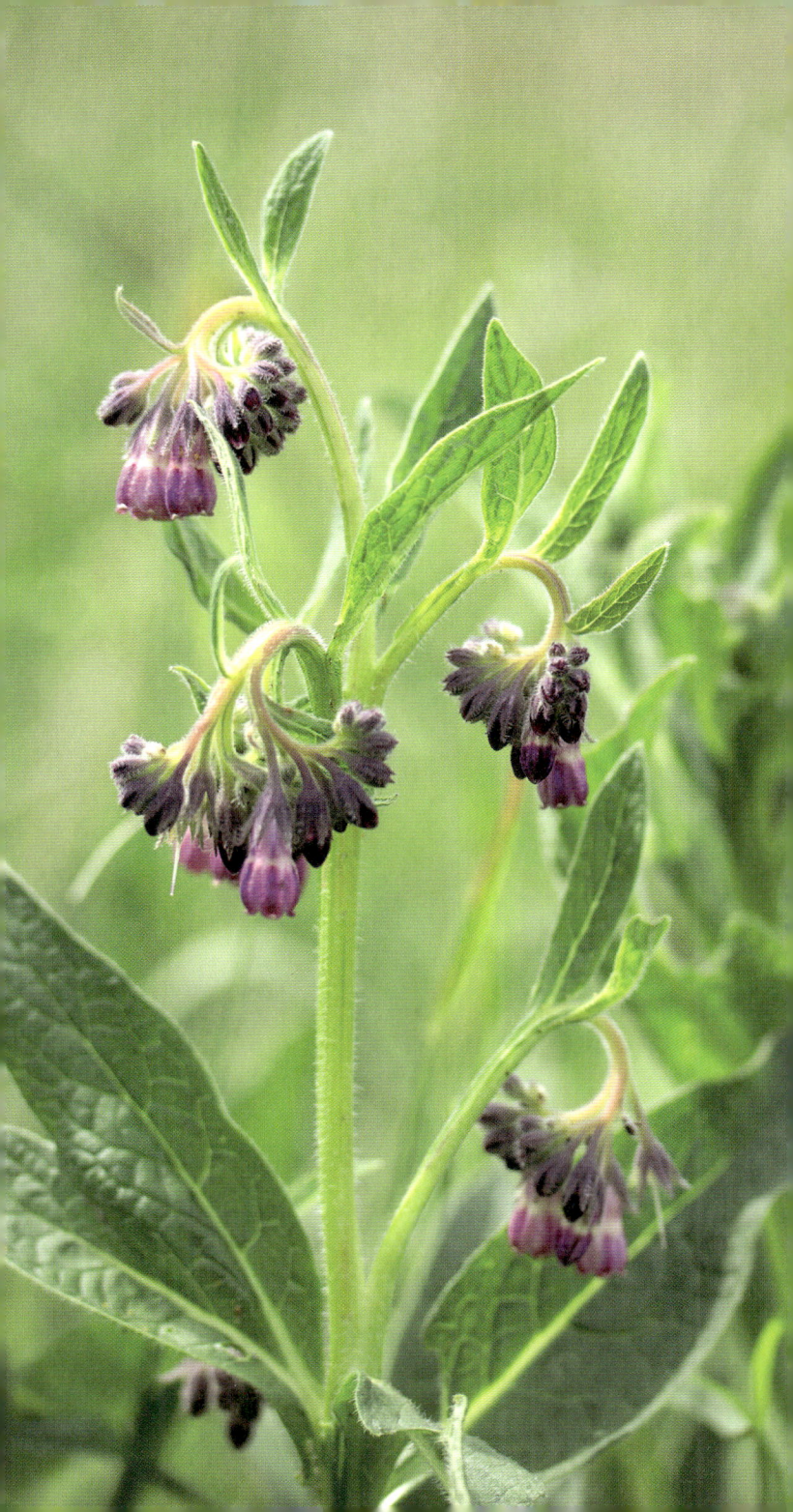

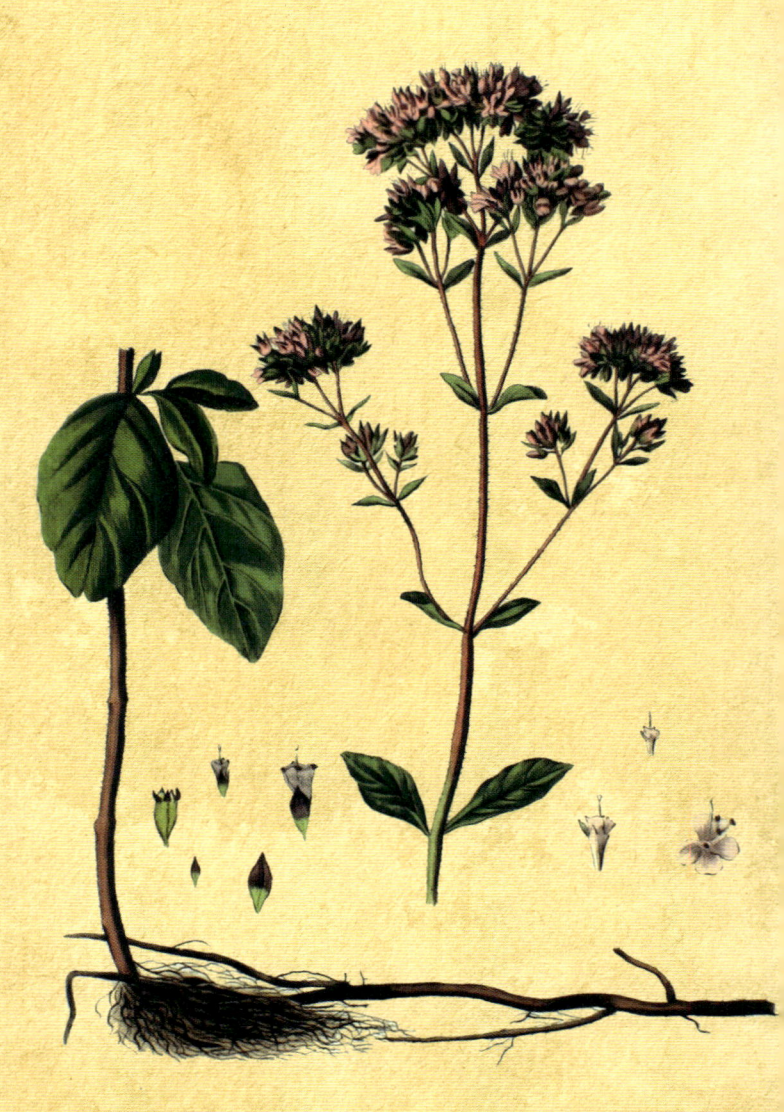

Dost

Origanum vulgare

Der Dost ist den meisten vermutlich eher unter dem Namen Oregano als aromatisches Pizzagewürz bekannt. Die Pflanze zählt zu den Lippenblütlern und stammt ursprünglich aus dem Mittelmeerraum. Bei uns findet man sie an warmen und kalkigen Standorten auf Halbtrockenrasen, an Weg- und Waldrändern. Sie wird bis zu 60 cm hoch. An einem behaarten rundlichen Stängel trägt sie eiförmige Blätter. Die duftenden, büschelartig wachsenden Blüten blühen im Hochsommer weiß bis rosa. Der Name der Pflanze verweist auf die Form der Blüte, denn „Dost" bedeutet soviel wie Strauß oder Büschel.

Dost wird nicht nur in der Küche als unverzichtbares Gewürzkraut verwendet, sondern er hat auch eine mild ausgeprägte Heilwirkung bei leichten Magen-Darm-Beschwerden. Man verwendet das Kraut mitsamt der Blüte. Er wirkt auswurffördernd, was bei Husten hilfreich sein kann, und regt die Galle an. Das ätherische Öl wirkt entzündugshemmend, antimikrobiell und antibakteriell. Wer Oregano also reichlich zum Würzen verwendet, tut seinen Verdauungsorganen gleichzeitig etwas Gutes. Dost wird auch eine leicht antidepressive Wirkung nachgesagt.

INHALTSSTOFFE: Terpene, Phenole, Carvacrol, Gerbstoffe

ANWENDUNGSGEBIETE: Magen-Darm-Beschwerden, Husten

Rezepte

Dost
Origanum vulgare

HUSTENTEEMISCHUNG:

Schleimlösende und desinfizierende Hustenteemischung.

1 Teelöffel getrocknetes Oreganumkraut, ½ Teelöffel Thymi-
anblätter, ½ Teelöffel Schlüsselblumenblüten und ½ Teelöffel
Malvenblüten vermischen und mit 500 ml kochendem Wasser
übergießen, 2 Minuten ziehen lassen, danach abseihen. Pro Tag
3 Tassen trinken.

TINKTUR:

Magen- und verdauungsstärkende Tinktur.

Ein Schraubglas mit 500 ml Wodka füllen, darin 2 Esslöffel frisches Origanumkraut, 2 Esslöffel frisches Schafgarbenkraut, 1 Teelöffel Kalmuswurzel (Apotheke) und 1 Teelöffel Engelwurzwurzel
(Apotheke) in den Wodka geben, dabei darauf achten, dass alle
Pflanzenteile immer mit Alkohol bedeckt sind! 3 Wochen im
Zimmer ziehen lassen, abseihen und bei Bedarf 2–3-mal täglich
15 Tropfen einnehmen.

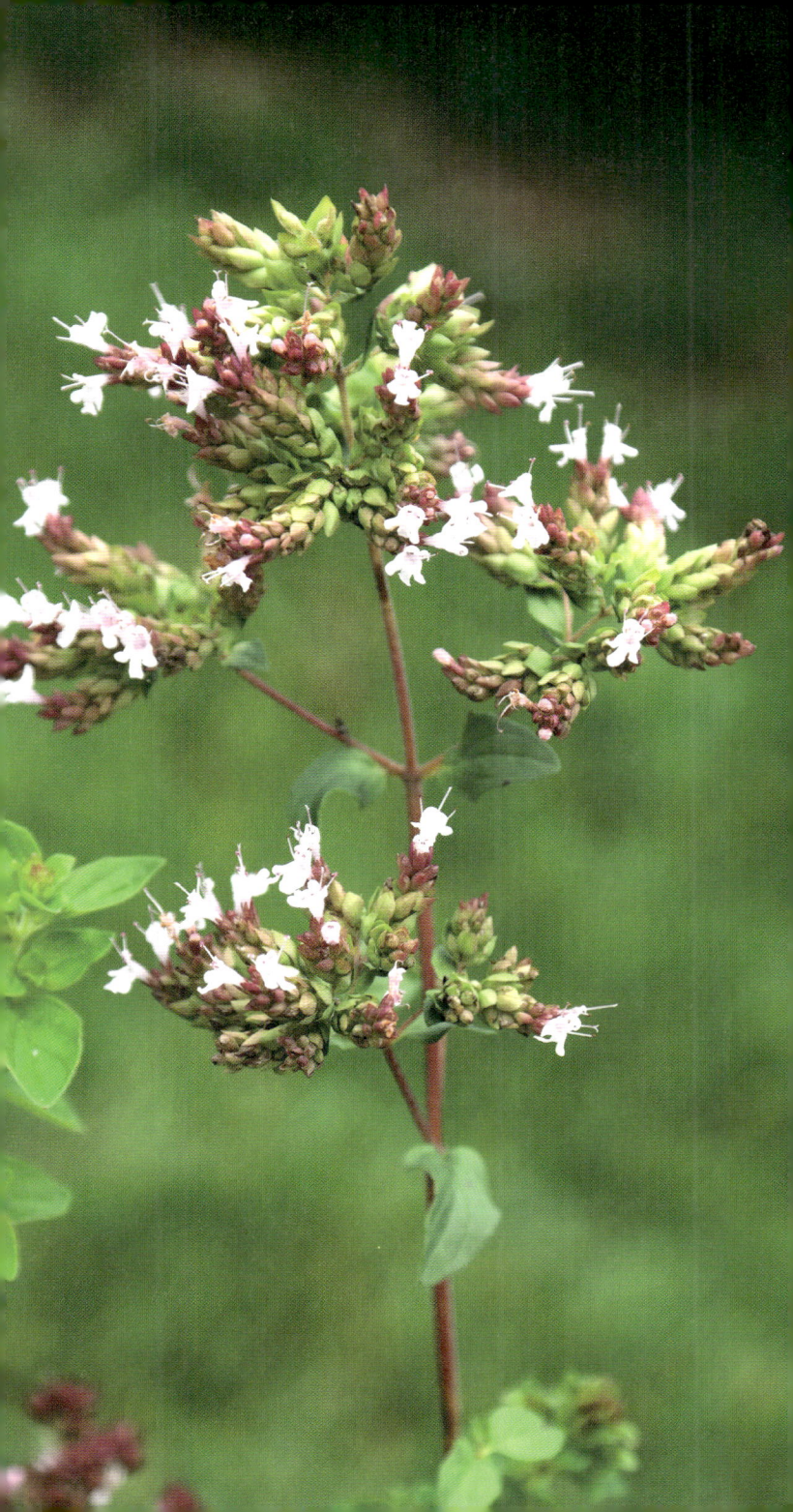

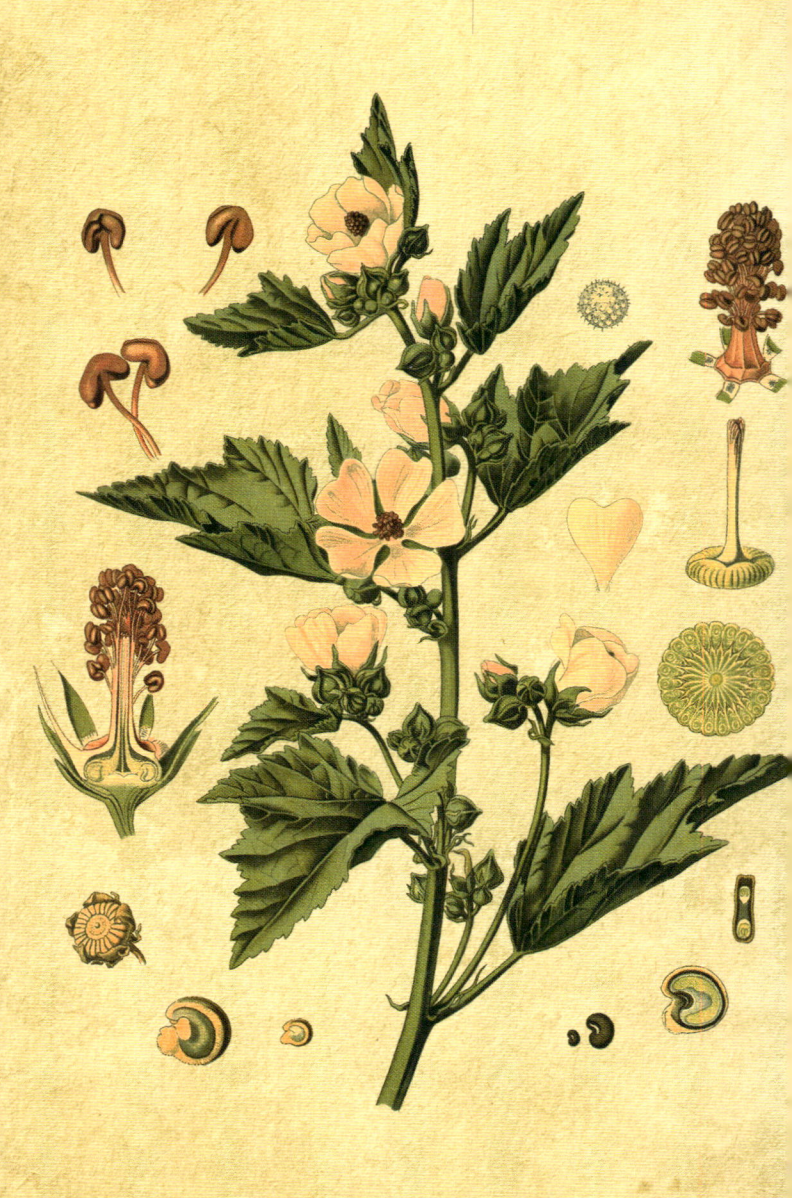

Eibisch
Althaea officinalis

Der Echte Eibisch stammt aus der Familie der Malvengewächse. Zu ihr zählt auch der als Zimmer- und Gartenpflanze beliebte Hibiskus, der ebenfalls häufig als Eibisch bezeichnet wird. Beide Pflanzen stammen aber aus unterschiedlichen Gattungen. Die Herkunft des Echten Eibisch ist vermutlich der östliche Mittelmeerraum, von wo aus sich die Staude weit verbreitete.

Der Echte Eibisch ist seit der Antike eine geschätzte Heilpflanze. Für medizinische Zwecke verwendet man in erster Linie die Wurzel. Sie wird bevorzugt im Spätherbst geerntet, weil dann der Gehalt an Schleimstoffen am höchsten ist. Die jungen Blätter sind ebenfalls nutzbar.

Die Eibischwurzel enthält viel Stärke und Schleimstoffe. Dank Letzterer zählt der Eibisch zu den traditionell bei trockenem Husten und entzündeten Schleimhäuten verwendeten Heilpflanzen. Die Schleimstoffe erzeugen einen Film, der sich auf die angegriffenen Schleimhäute legt und sie schützt und beruhigt. Trockener Hustenreiz wird wirksam gelindert, gleichzeitig sorgt die entzündungshemmende Wirkung für eine bessere Abheilung der Schleimhautentzündung.

Echter Eibisch stimuliert außerdem das Immunsystem und regt die Nieren an.

Bei der Verarbeitung ist darauf zu achten, dass bereits kaltes Wasser die Schleimstoffe löst, während heißes Wasser zusätzlich die in der Wurzel enthaltene Stärke auslöst, was meist nicht erwünscht ist.

Früher nutzte man die Eibischwurzel auch zur Herstellung von Marshmallows.

INHALTSSTOFFE: Schleimstoffe, Flavonoide, Cumarine, ätherisches Öl, Pektine

ANWENDUNGSGEBIETE: Atemwegserkrankungen, Entzündungen der Magenschleimhaut

Rezepte

Eibisch
Althaea officinalis

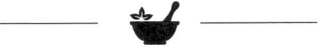

HUSTENMITTEL:

Schleimstoffhaltiges Hustenmittel bei Reizhusten und Magenproblemen.

1 Teelöffel Wurzel oder klein geschnittene getrocknete Blätter
mit 200 ml kaltem Wasser übergießen und 2 Stunden im Zimmer
stehen lassen, anschließend die Mischung leicht erwärmen.
Die Schleimstoffe legen sich als Schutz auf die Rachen- und die
Magenschleimhaut und wirken so reizlindernd und entzündungshemmend.

SUD:

Sud aus der Wurzel bei Furunkeln und Karbunkeln als Auflage.

2 Teelöffel Eibischwurzel zunächst in 250 ml kalten Wasser ansetzen und 3 Stunden ziehen lassen, danach erwärmen, abseihen
und anschließend noch warm eine Kompresse damit tränken und
die befallenen Hautpartien damit bedecken. Immer wieder frisch
machen. Dies bewirkt eine Reifung der Furunkel und somit eine
Abheilung, nachdem der Eiter abgeflossen ist.

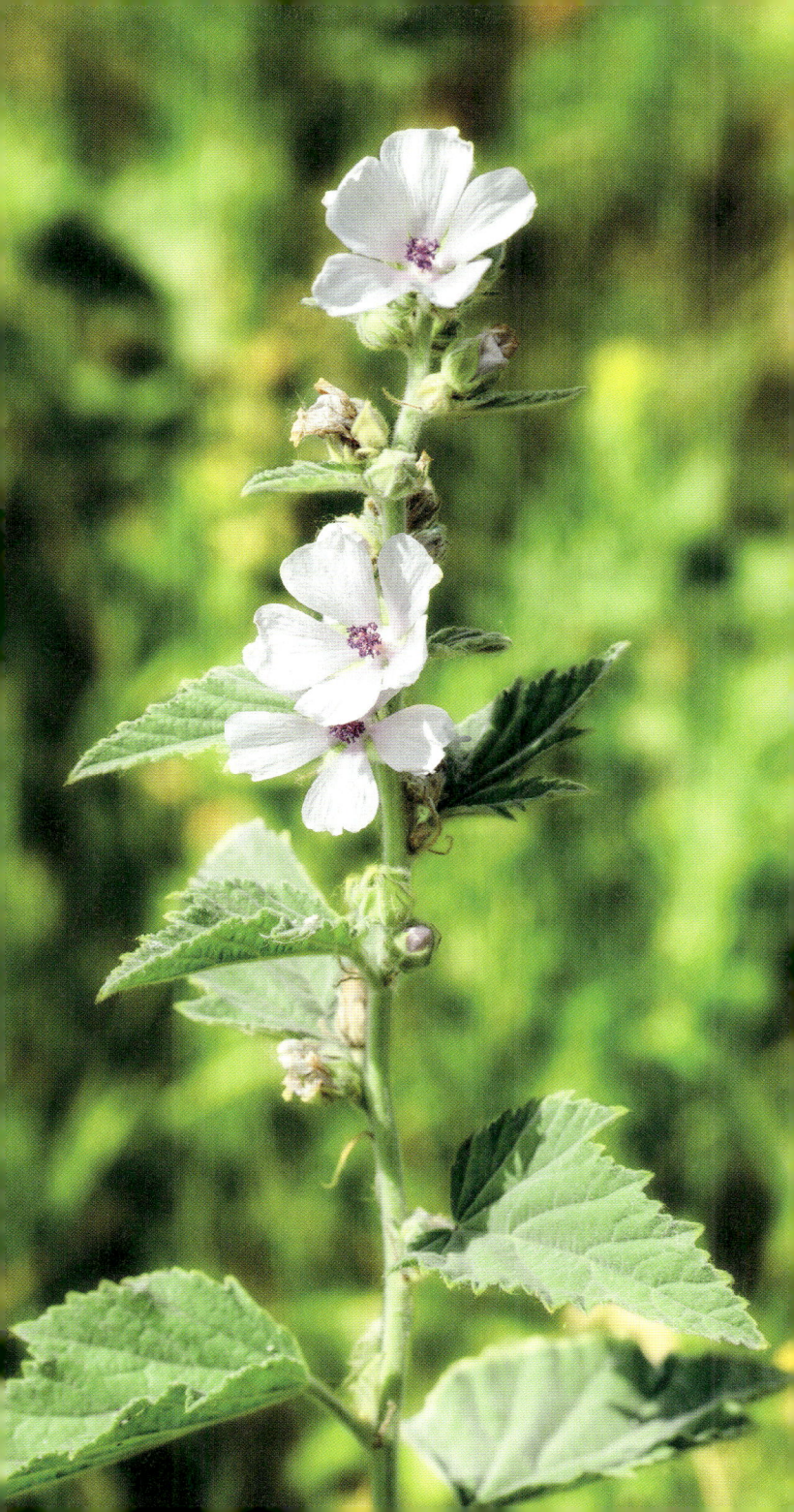

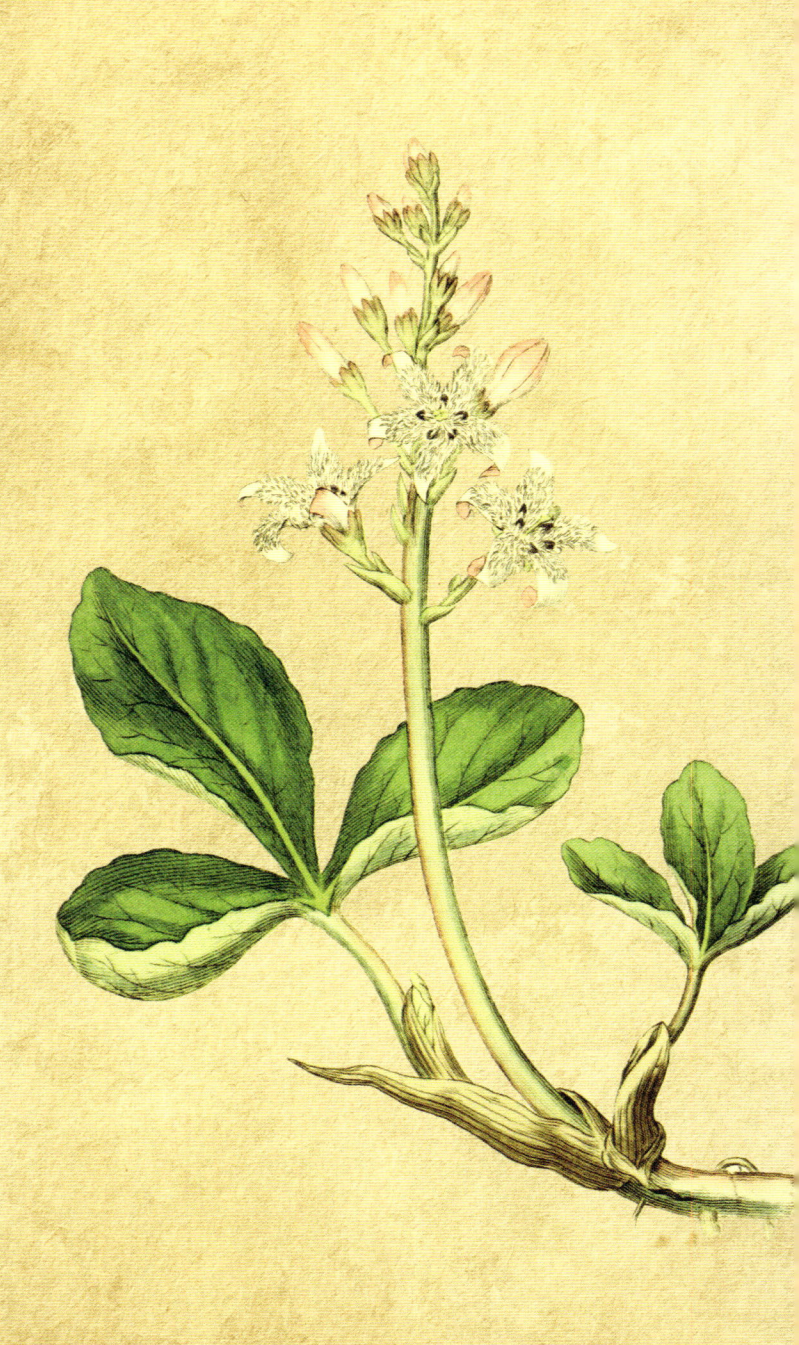

Fieberklee
Menyanthes trifoliata

Der Fieberklee ist auch unter dem Namen Bitterklee bekannt, den er aufgrund seines Geschmacks bekam. Er wächst an feuchten Standorten wie Sümpfen, Teichen und Ufern.

Der kriechende Wurzelstock kann bis zu 1 m lang werden, der Blütenstand erreicht bis zu 30 cm Wuchshöhe. Fieberklee blüht weiß bis rötlich, die Blüten sind auffällig behaart.

Für Heilzwecke verwendet man die im Frühling während der Blüte geernteten Blätter. Fieberklee regt als klassisches Bittermittel die Bildung und Ausschüttung von Speichel und Magensaft an und fördert den Gallenfluss. Damit regt er den Appetit an und unterstützt die Verdauung.

Er gilt auch als förderlich für die Leberfunktion. Außerdem wirkt er krampflösend und antimikrobiell.

In der Volksheilkunde wird er traditionell bei Fieber eingesetzt. Früher nutzte man ihn sogar zum Würzen von Bier.

Bei zu starker Dosierung ist eine Überreizung des Magens zu erwarten. Man verwendet Fieberklee oft in Kombination mit Angelika und Enzian.

Die Pflanze steht unter Naturschutz und darf nicht in freier Natur gesammelt werden.

INHALTSSTOFFE: Bitterstoffe, Flavonoide, Cumarine, Gerbstoffe, ätherisches Öl

ANWENDUNGSGEBIETE: Verdauungsbeschwerden, Appetitlosigkeit, Entzündungen in Mund und Rachen, Gallenbeschwerden

Rezepte

Fieberklee
Menyanthes trifoliata

TINKTUR:

Fiebersenkende und appetitfördernde Tinktur.

100 g getrocknete Blätter mit 250 ml Wodka vermischen, dabei beachten, dass die Blätter immer mit Alkohol bedeckt sind. Die Mischung 3 Wochen im Zimmer stehen lassen, abseihen und pro Tag maximal 3-mal 10 Tropfen einnehmen. Eine zu hohe Dosierung führt zu Durchfall und Erbrechen, deswegen ist Vorsicht angebracht.

TEE:

Tee aus den Blättern bei zu schwacher Menstruation und zur Anregung der Verdauungssäfte im Magen und der Galle.

½ Teelöffel Blätter mit 250 ml Wasser erhitzen und ca. 1 Minute kochen lassen, abseihen und vor den Mahlzeiten schluckweise trinken. Dies dient auch zur zusätzlichen Versorgung mit Kalium, da die Pflanze viel Kalium enthält.

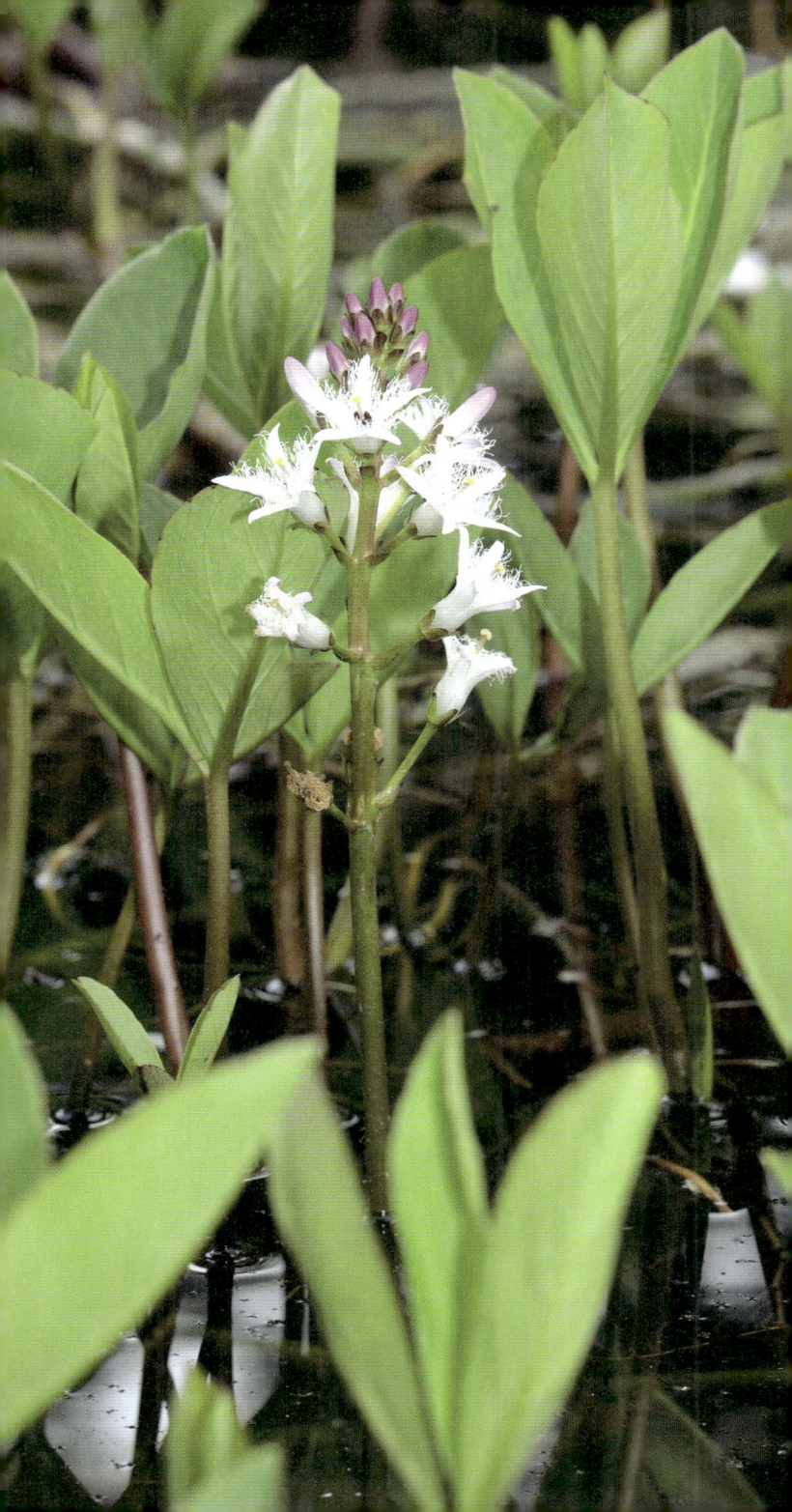

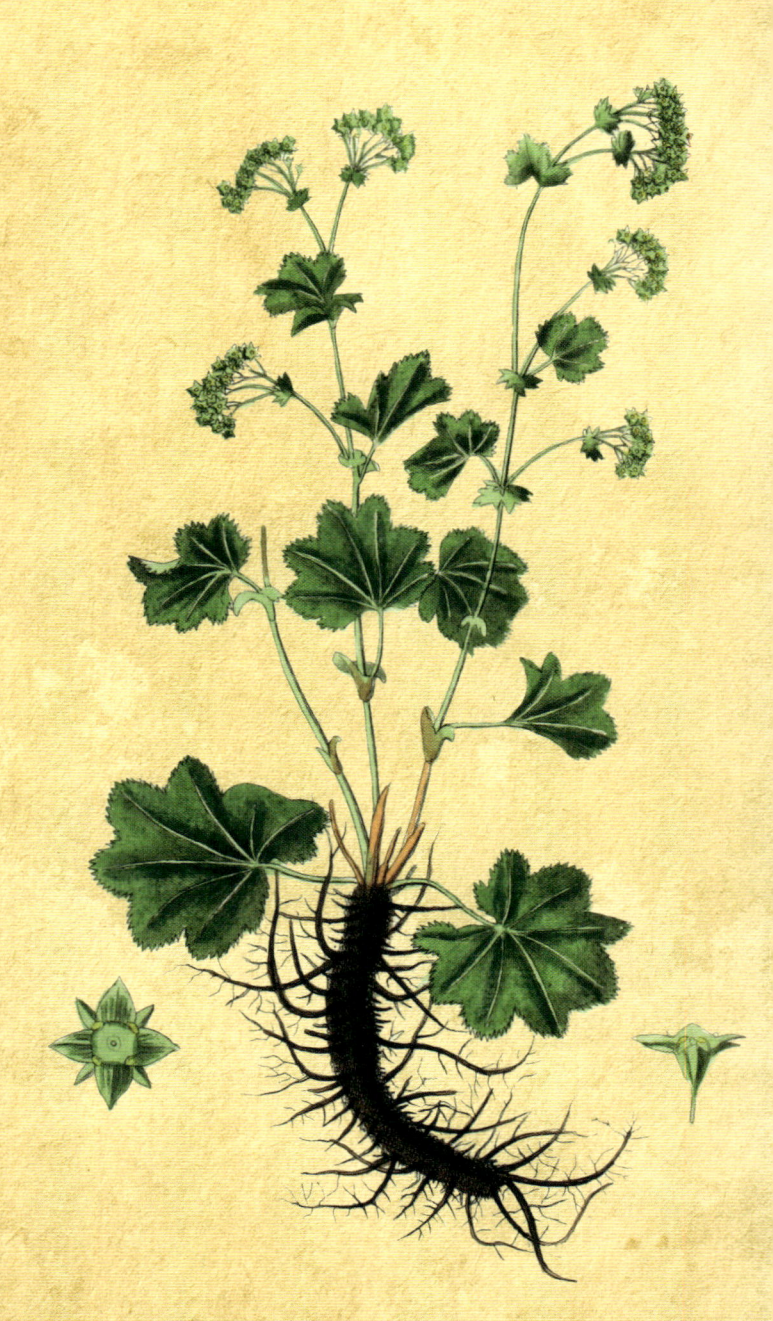

Frauenmantel

Alchemilla xanthochlora

Der Gelbgrüne Frauenmantel zählt zu den Rosengewächsen, obwohl er nicht die für die Familie typischen auffälligen Blüten aufweist. Er wächst an trockenen und sonnigen Standorten und wird bis ca. 50 cm hoch. Die Blüten sind gelb bis gelbgrün. Charakteristisch sind vor allem die runden, flächigen Blätter, auf denen sich oft Tau- oder Regentropfen sammeln. Deshalb wird er umgangssprachlich auch oft als Taublatt bezeichnet.

Für Heilzwecke verwendet man die ganze oberirdische Pflanze mitsamt Blüten. Gesammelt wird sie während der Blütezeit. Frauenmantel wirkt adstringierend und krampflösend. Als Gerbstoffdroge ist der Frauenmantel zur Behandlung leichter Durchfälle geeignet. Auch Entzündungen der Mundschleimhaut können behandelt werden. Die Gerbstoffe verdichten die Schleimhaut und wirken austrocknend. So vermindern sie Blutungen und entziehen schädlichen Bakterien die Grundlage. Giftige Stoffe können dadurch nicht mehr so leicht in die Schleimhäute eindringen.

Gelegentlich ist er auch Bestandteil von Blutreinigungstees und kann äußerlich bei Hauterkrankungen und Hautunreinheiten eingesetzt werden.

In der Volksheilkunde wird Frauenmantel traditionell bei diversen Frauenleiden angewendet, die Wirkung wird von der Wissenschaft allerdings angezweifelt.

INHALTSSTOFFE: Gerbstoffe, Flavonoide, Bitterstoffe

ANWENDUNGSGEBIETE: Wunden, Durchfall, Schleimhautentzündungen

Rezepte

Frauenmantel
Alchemilla xanthochlora

TEE:

Tee zur Geburtsvorbereitung, zur Förderung der Milchbildung und zur Unterstützung der Menstruation.

1 Esslöffel getrocknetes Kraut mit 250 ml kochendem Wasser übergießen und 5–10 Minuten ziehen lassen. Danach abseihen und 3 Tassen pro Tag trinken. Idealerweise 4 Wochen vor der geplanten Geburt beginnen und nach der Geburt noch einige Zeit, ca. 2–3 Wochen, weitertrinken; empfehlenswert ist auch die Einnahme in der zweiten Zyklushälfte.

TEE:

Teemischung bei unreiner Haut.

1 Teelöffel getrockneter Frauenmantel, 1 Teelöffel getrockneter Löwenzahn und 1 Teelöffel getrocknetes dreifarbiges Ackerstiefmütterchen mit 250 ml kochendem Wasser übergießen.

2–3 Minuten ziehen lassen, abseihen und pro Tag 3 Tassen davon trinken.

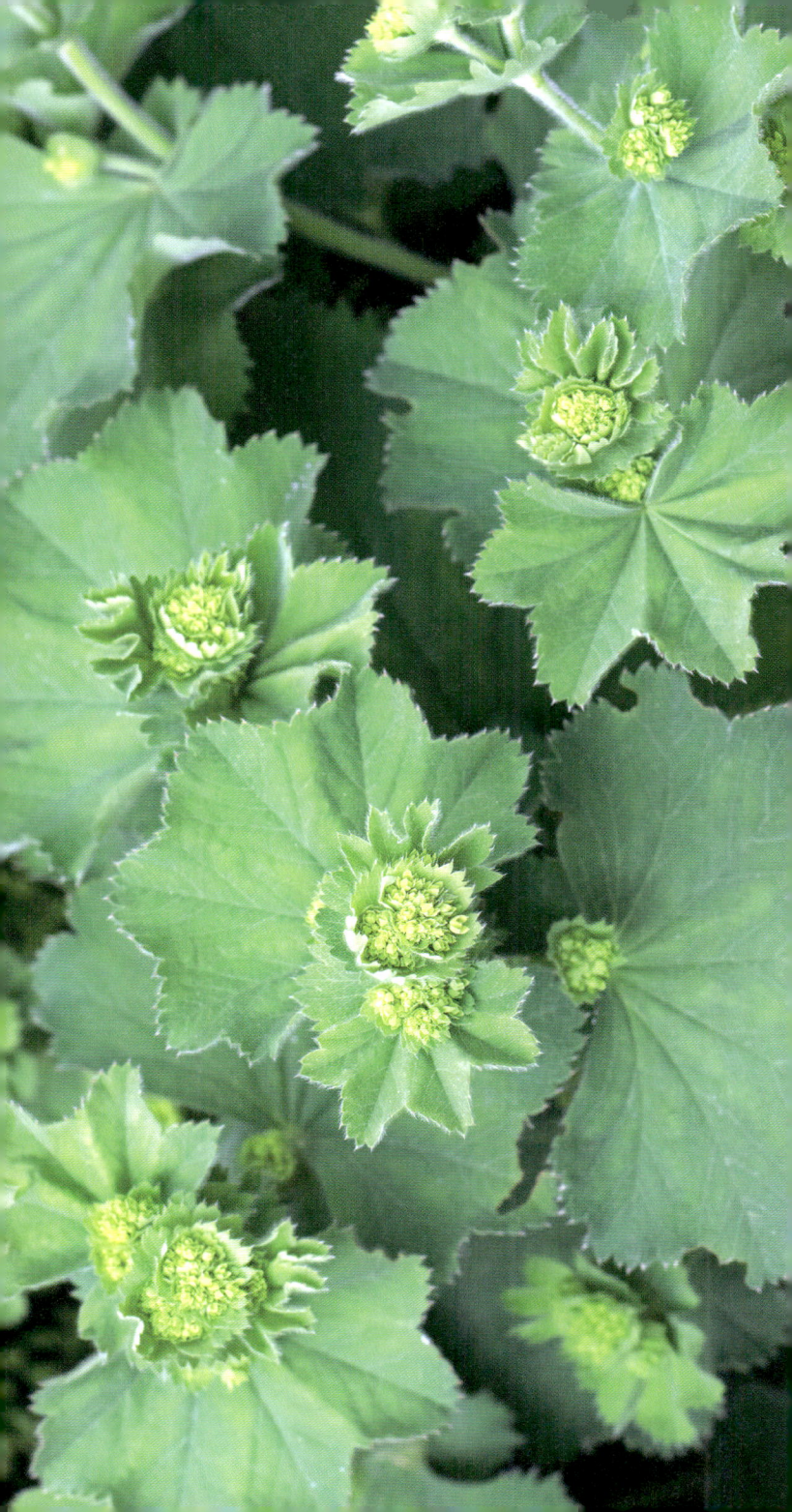

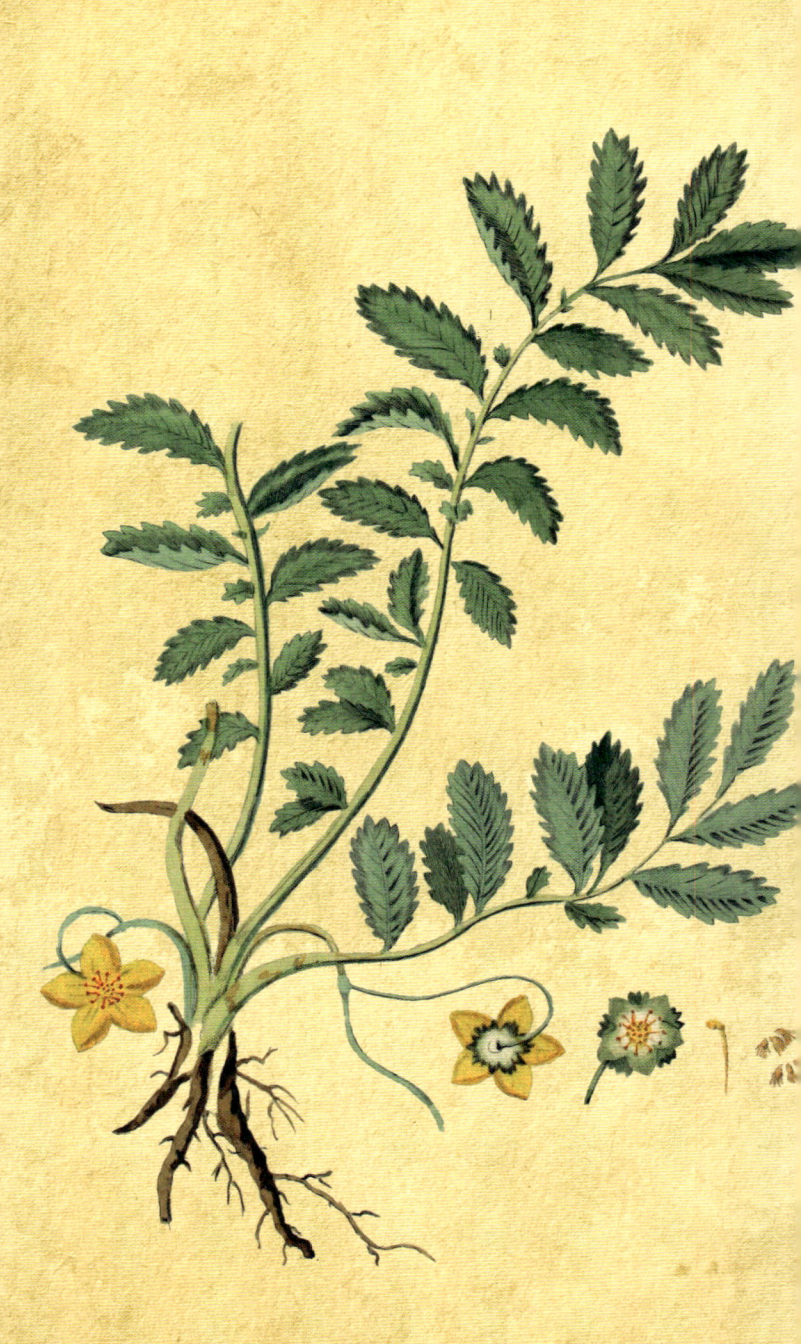

Gänsefingerkraut

Potentilla anserina

Beim Blick über nährstoffreiche und verdichtete Wiesen fallen häufig die silbrig schimmernden Blätter des Gänsefingerkrauts auf. Die kriechende Pflanze bildet Rosetten am Boden und hat unpaarig gefiederte Blätter mit gesägten Rändern. Auf der Unterseite sind sie mit einem Filz winziger, silbergrauer Härchen überzogen. Mithilfe langer Ausläufer verbreitet sich das Kraut weitläufig. Die Blüten sind klein, aber von kräftig gelber Farbe.

Im Mittelalter wurde dem Gänsefingerkraut der Name „Zwangkraut" verliehen, da es sich in der Erfahrungsmedizin als wirksames Mittel bei Durchfall – damals als Stuhlzwang bezeichnet – bewährt hatte. Diese Heilwirkung rührt vom hohen Gehalt an Gerbstoffen her. Er sorgt auch dafür, dass die Pflanze bei Entzündungen in Hals und Rachen zum Gurgeln eingesetzt werden kann. Bei entzündlichen Hauterkrankungen trägt sie in Form von Umschlägen auch äußerlich zur Heilung bei.

Doch Gänsefingerkraut ist noch unter einem weiteren, bezeichnenden Namen bekannt, nämlich als „Krampfkraut". Ein aus Gänsefingerkraut zubereiteter Tee lindert krampfartige Beschwerden nicht nur im Verdauungstrakt, sondern auch bei Hustenkrämpfen und sogar bei schmerzhaften Unterleibskrämpfen während der Menstruation. Diese werden traditionell mit einer Gänsefingerkrautmilch gelindert. Dazu kocht man getrocknetes Kraut in Milch auf und lässt es 10 Minuten ziehen.

INHALTSSTOFFE: Gerbstoffe, Flavonoide

ANWENDUNGSGEBIETE: krampfartige Verdauungsbeschwerden, Husten und Menstruationsschmerzen, Entzündungen der Schleimhäute und Haut

Rezepte

Gänsefingerkraut
Potentilla anserina

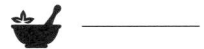

GÄNSEFINGERKRAUTESSENZ:

Gänsefingerkrautessenz als krampflösendes Mittel, auch bei Durchfall.

100 g frisches zerkleinertes Kraut mit 1 Liter Wodka übergießen, 10 Tage im Zimmer lichtgeschützt stehen lassen, danach abseihen. Bei Menstruationskrämpfen, Darmkrämpfen und Durchfall 3-mal 15 Tropfen pro Tag einnehmen.

BLÄTTERABSUD:

Blätterabsud als Gurgelmittel bei Zahnfleischproblemen.

2 Teelöffel Blätter mit 100 ml kochendem Wasser übergießen, 5 Minuten ziehen lassen, danach abseihen.

3-mal täglich nach dem Zähneputzen gurgeln und wieder ausspucken.

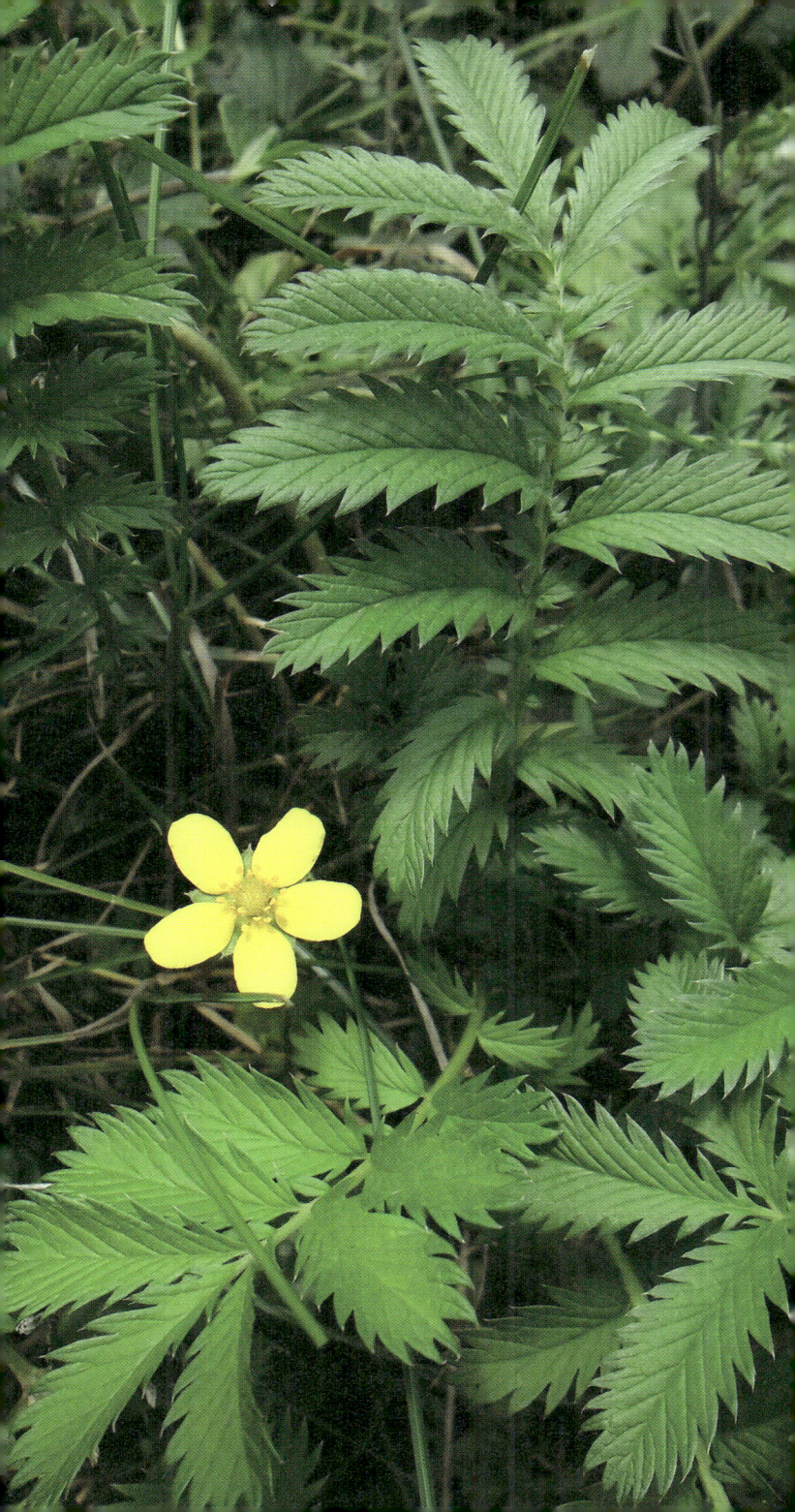

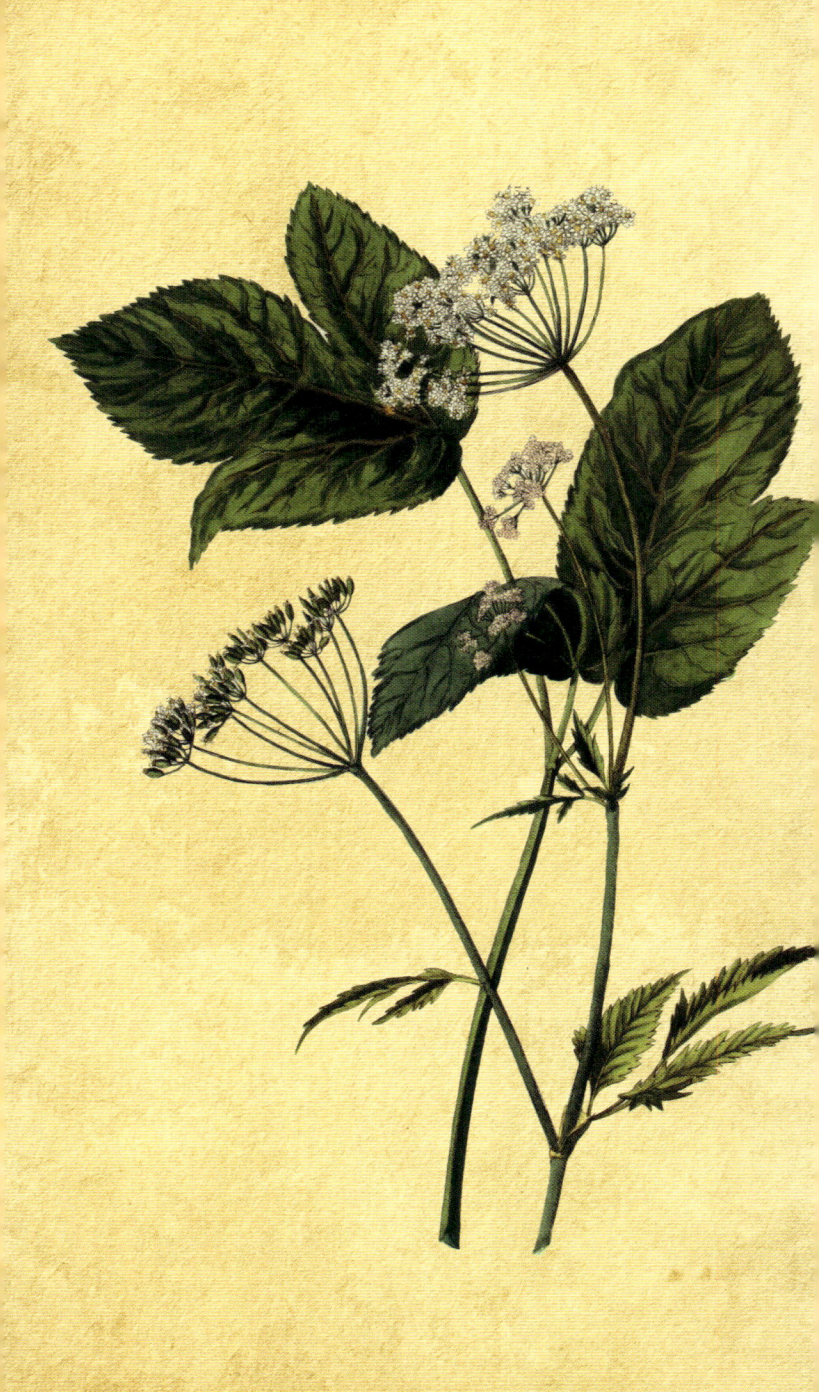

Giersch

Aegopodium podagraria

Unkraut, Heilpflanze, leckeres Gemüse – der Giersch ist all das. Die kräftige Pflanze blüht in weißen Dolden und wird bis zu 1 m hoch. Man findet sie häufig an feuchten Standorten an Waldrändern und eben auch als ungebetener Gast in vielen Gärten.

Zum Ärger vieler Gärtner breitet er sich über sein Rhizom unaufhaltsam aus. Wenn Sie hier einen Trieb abschneiden, sprießt dort schon der nächste aus dem Boden. Man wird ihn also nur schwerlich wieder los. Für Gärtner ist es sinnvoller, ihn in einem großen Topf zu ziehen.

Tatsächlich ist der Giersch schon seit Urzeiten eine geschätzte Heilpflanze. Er wirkt harntreibend, deshalb hilft er bei Blasenleiden. Durch die Entwässerung wird auch Harnsäure vermehrt ausgeschieden, weshalb er traditionell gegen Gicht eingesetzt wurde. Noch heute verwendet ihn die Homöopathie gegen Rheuma. Giersch wirkt auch leicht abführend, deshalb kann man ihn auch bei Verstopfung einnehmen.

Dank seines Gehalts an Vitaminen und Eisen wird Giersch als Gemüse häufig für Frühjahrskuren empfohlen. Die Pflanze riecht ähnlich wie Petersilie, während die Samen an Kümmel erinnern. Man kann ihn roh als Salat oder wie Spinat zubereiten.

Eine Verwechslungsgefahr besteht mit einigen giftigen Pflanzen wie dem Schierling. Giersch erkennt man am Geruch, der an Petersilie erinnert, und am Stängel, der einen dreieckigen Querschnitt hat. Ist der Stängel rund, lassen Sie besser die Finger davon, denn dann ist es kein Giersch!

INHALTSSTOFFE: ätherische Öle, Flavonoide, Cumarin, Ascorbinsäure, Kalium, Carotin, Provitamin A, Eisen

ANWENDUNGSGEBIETE: Mineralstoffmangel, Appetitlosigkeit, Frühjahrskur

Rezepte

Giersch
Aegopodium podagraria

TINKTUR:

Tinktur zur Anregung des Harnflusses, zur Blutreinigung, entgiftend

Frische Gierschblätter, frische Löwenzahnblätter, frische Brennnesselblätter und frische Gundermannblätter zu gleichen Teilen in ein Glas mit Schraubverschluss geben (alle Pflanzen grob zerkleinern), mit Wodka übergießen, sodass alle Pflanzenteile gut bedeckt sind, 10 Tage ziehen lassen, abseihen. Als Frühjahrskur 3 Wochen lang jeden Tag 3-mal 20 Tropfen in einem Glas Wasser einnehmen.

WUNDAUFLAGE:

Wundauflage bei Gicht

Frische zerstoßene, zerquetschte Blätter als direkte Auflage auf das befallene Gichtgelenk legen, mit einer Binde fixieren. Mehrmals am Tag frisch machen. Lindert die Entzündung und die Schmerzen.

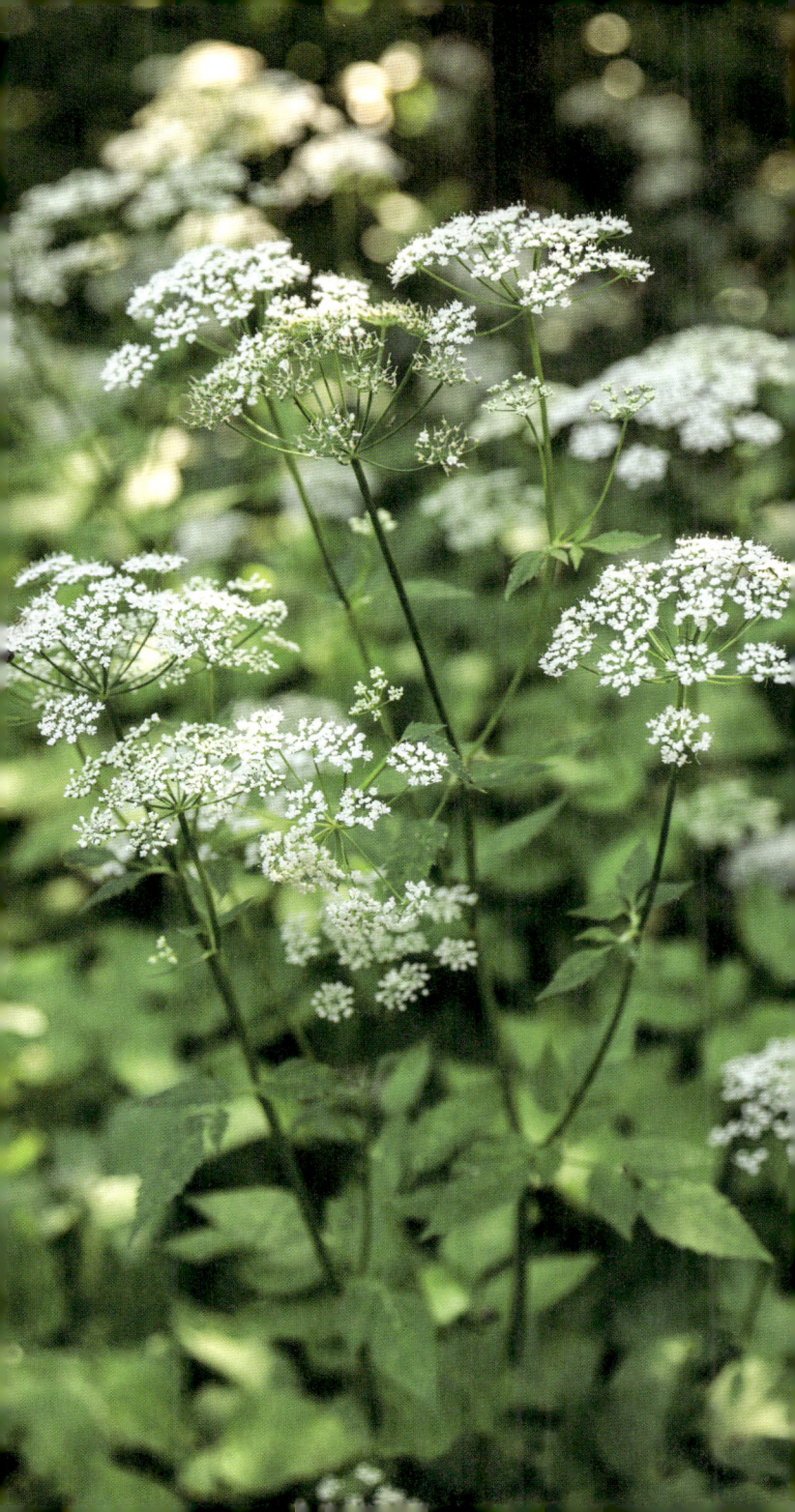

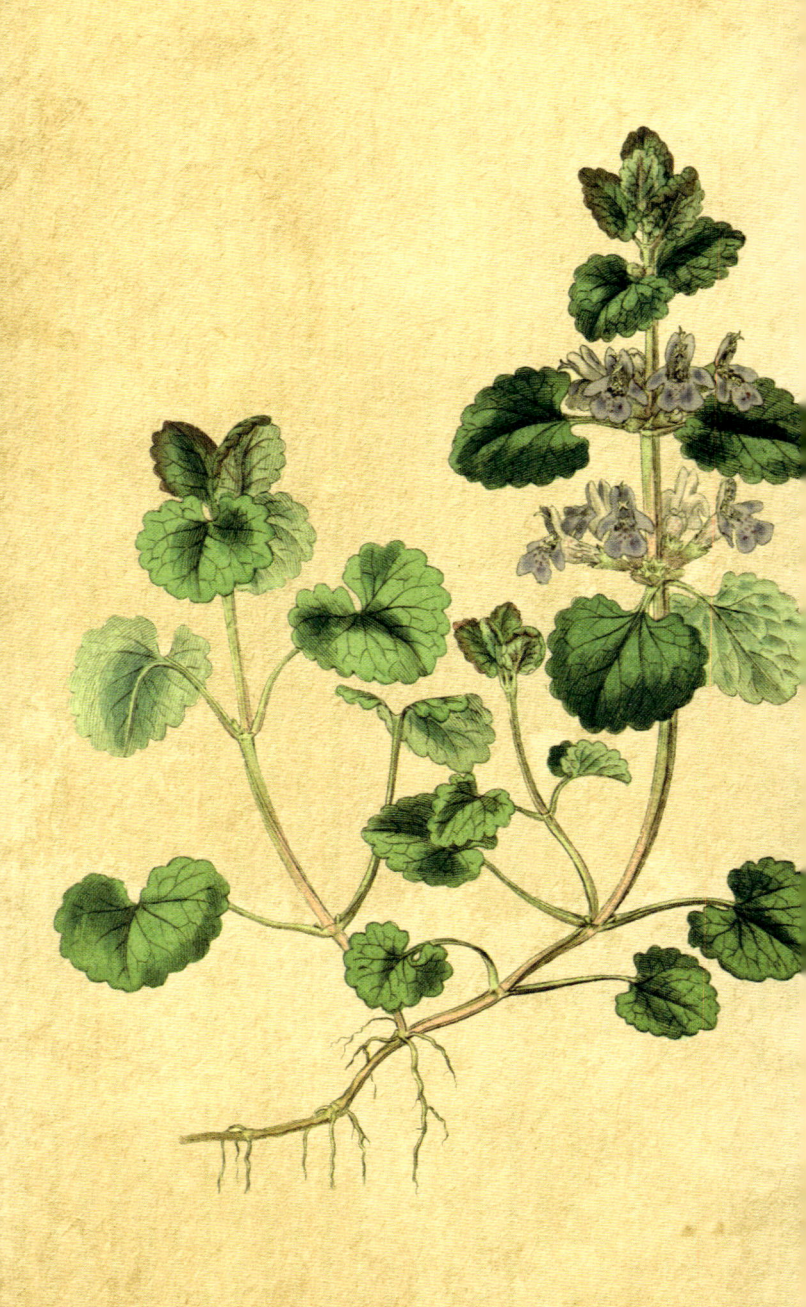

Gundermann

Glechoma hederacea

Mit seinen bis zu 1 m langen Ausläufern kann Gundermann ganze Teppiche bilden; er ist ein immergrüner Bodendecker. Beim Darüberlaufen verströmen die kleinen Blättchen ihren intensiven Duft. Ihre Form ist nieren- bis stumpf herzförmig und sie weisen einen gekerbten Rand auf. Die lilafarbenen Blüten erscheinen in den Blattachseln der aufrechten Triebe. Man findet ihn auf feuchten Wiesen mit kalkhaltigen, stickstoffreichen Böden, in Gärten und Parks.

Wie bei so vielen Pflanzen gibt der Name Aufschluss über ihre medizinische Verwendung. „Gund" soll im alten germanischen Sprachgebrauch Eiter oder auch Geschwür bedeutet haben. Aufgrund seines Gehalts an ätherischen Ölen und Gerbstoffen wirkt das Kraut entzündungshemmend und zusammenziehend. Daher kann Gundermann tatsächlich als Wundheilkraut vor allem bei eitrigen oder schlecht heilenden Wunden dienen. Man kann ihn in Form von Kompressen, Auszugsöl oder Salben anwenden. In der Volksmedizin ist Gundermann ebenfalls als Gurgelmittel bei Hals- und Rachenentzündung sowie als Schleimlöser bekannt.

Vor allem aber galt die Wildpflanze früher als Zauberkraut. Gundermann spielte eine Rolle bei Milchzaubern und sollte seinen Heil- und Schutzzauber gegen Pest und Hexen entfalten.

INHALTSSTOFFE: ätherische Öle, Gerbstoffe, Bitterstoffe, Saponine

ANWENDUNGSGEBIETE: Behandlung eitriger Wunden, Hals- und Rachenentzündung, Atemwegserkrankungen

Rezepte

Gundermann
Glechoma hederacea

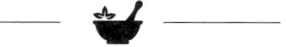

TEE:

Tee aus frischen Blättern bei chronischem Husten sowie bei Blasen- und Nierenerkrankungen.

2 Teelöffel frisches Kraut mit Blüten, 1 Teelöffel frische Brennnesselblätter und ½ Teelöffel Thymiankraut frisch mit 500 ml kochendem Wasser übergießen, 3 Minuten ziehen lassen, danach abseihen.

2–3 Tassen pro Tag sind ausreichend, bitte nur 2 Wochen lang trinken, dann pausieren.

TEE:

Tee zum Spülen der Ohren bei intaktem Trommelfell(!).

1 Teelöffel einer Mischung aus gleichen Teilen aus Gundermannkraut, Schafgarbenkraut und Salbeiblätter mit 150 ml kochendem Wasser übergießen, 3 Minuten ziehen lassen, danach abseihen. Vorsichtig mit einer Pipette aufziehen und wenige Tropfen in das Ohr träufeln, auf die gesunde Seite legen und 5 Minuten warten, dann auf das kranke Ohr legen und den Tee wieder hinauslaufen lassen, die Prozedur 2–3-mal am Tag wiederholen.

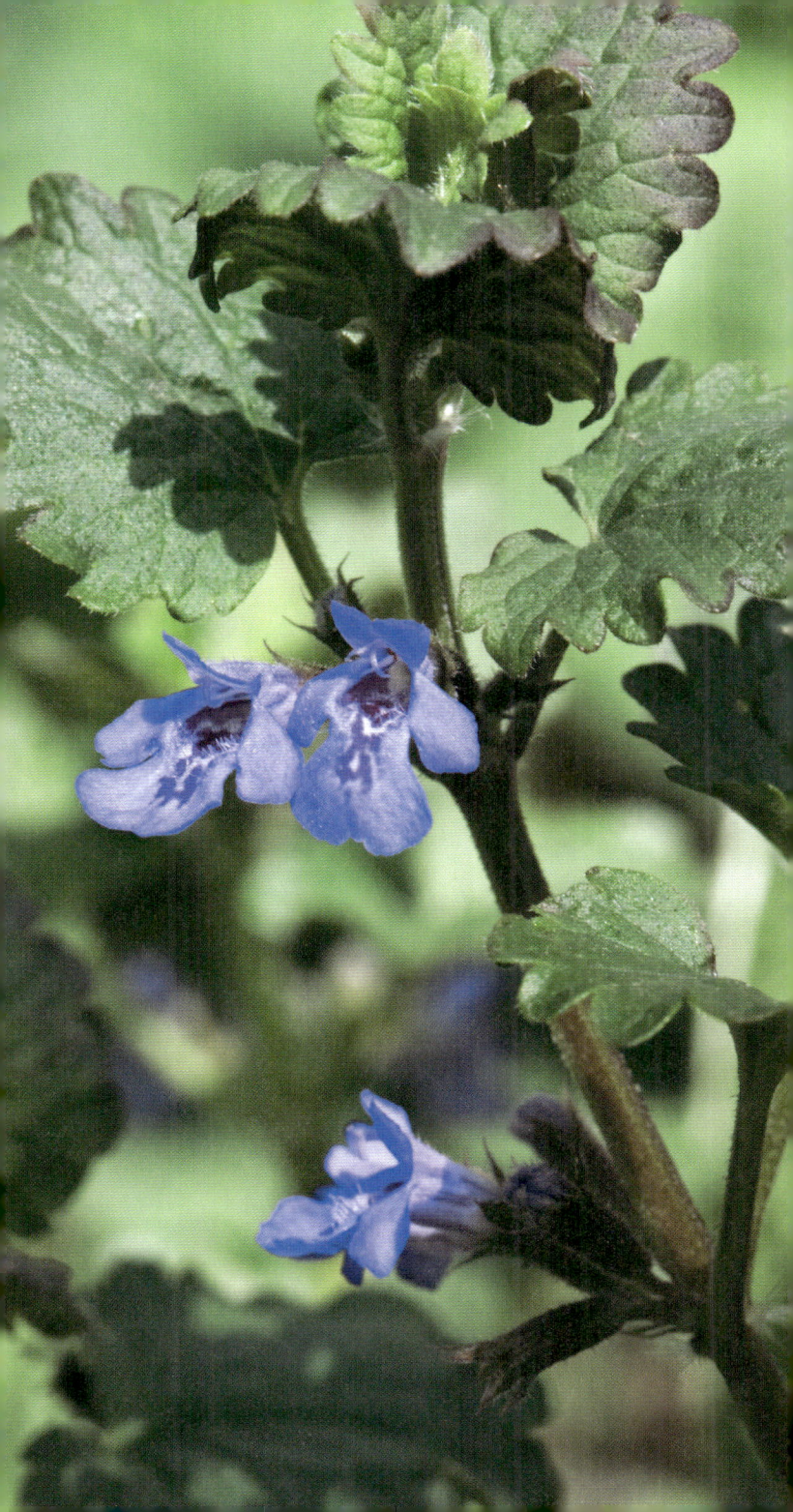

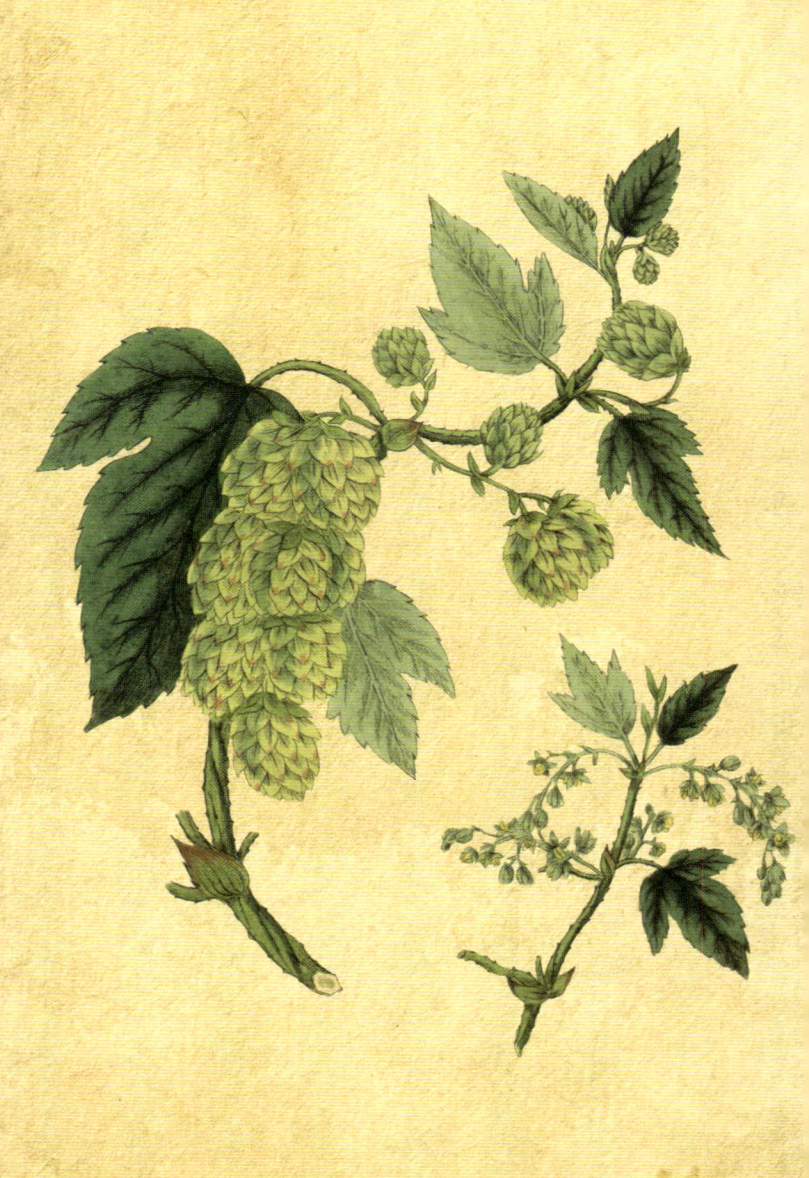

Hopfen

Humulus lupulus

In Franken mit seiner hohen Dichte an Brauereien ist dieses Gewächs buchstäblich in aller Munde: der Hopfen, auch als „Seele des Bieres" tituliert. Als Wildpflanze ist er eher unscheinbar, obwohl er sich mithilfe seiner „Klimmhäkchen" in Höhen von bis zu 12 m aufschwingt, wobei er sich um die Äste von Bäumen und Sträuchern schlingt. Dabei kann man ihm – mit fast 30 cm pro Tag – fast beim Wachsen zusehen. Durch die Häkchen fühlen sich seine Sprosse kratzig an. Seine dunkelgrünen, gelappten und handgroßen Blätter ähneln ein wenig dem Wein. Besonders hübsch sehen die Hopfenzapfen aus. Das sind seine hellgrünen, weiblichen Blütenstände; die männlichen bilden lockere Rispen mit sehr kleinen Blüten. Hopfen findet man auf feuchten Böden, in Begleitung von Wasserläufen und in Auwäldern.

Zum Brauen werden nur die weiblichen Hopfenzapfen verwendet. Ihre ätherischen Öle sorgen im Bier sowohl für den Geschmack als auch für die Konservierung des Gerstensafts. Und sie bewirken, dass dieser beruhigt. Genau darin liegt auch die medizinische Indikation des Hanfgewächses. Seine Wirkung als Sedativum ist bestätigt. Ein Tee aus den Zapfen vertreibt innere Unruhe und Ängste. Wegen des angenehmeren Geschmacks kann man Lavendel und Melisse hinzugeben, die ebenfalls eine beruhigende Wirkung entfalten. Mit einem solchen Tee, eine Stunde vor dem Zubettgehen getrunken, lässt sich auch quälende Schlaflosigkeit bekämpfen. Auch der Duft wirkt beruhigend und schlaffördernd. Dafür kann man die getrockneten weiblichen Blütenstände – auch hier in der gleichen Kombination mit duftenden Kräutern – in ein Schlafkissen füllen.

INHALTSSTOFFE: Bitterstoffe, ätherische Öle, Flavonoide

ANWENDUNGSGEBIETE: Nervosität, innere Unruhe, Ängste, Schlafstörungen

Rezepte

Hopfen
Humulus lupulus

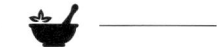

TINKTUR:

Hopfentinktur zum besseren Einschlafen.

50 g getrocknete Hopfenzapfen, 30 g getrocknete Lavendelblüten, 50 g frische Zitronenmelissenblätter und 10 g getrocknete Baldrianwurzel (Apotheke) mischen und mit 250 ml Wodka übergießen. Die Mischung 10 Tage im Zimmer stehen lassen, danach abseihen und täglich 1½ Stunden vor dem Schlafengehen 10–20 Tropfen einnehmen. Mit der niedrigen Dosierung anfangen, vielleicht reicht sie schon aus, nur dann die erhöhen, wenn der Einschlafeffekt nicht eintritt!

TEE:

Teemischung zur Blutreinigung.

Hopfenzapfen zu gleichen Teilen mit Brennnesselblättern, Löwenzahnblättern, Birkenblättern und Gundermannblättern mischen, von der Mischung 1 Teelöffel für 1 Tasse Tee nehmen, es reichen 2–3 Tassen pro Tag. Mit kochendem Wasser übergießen und 3 Minuten ziehen lassen.

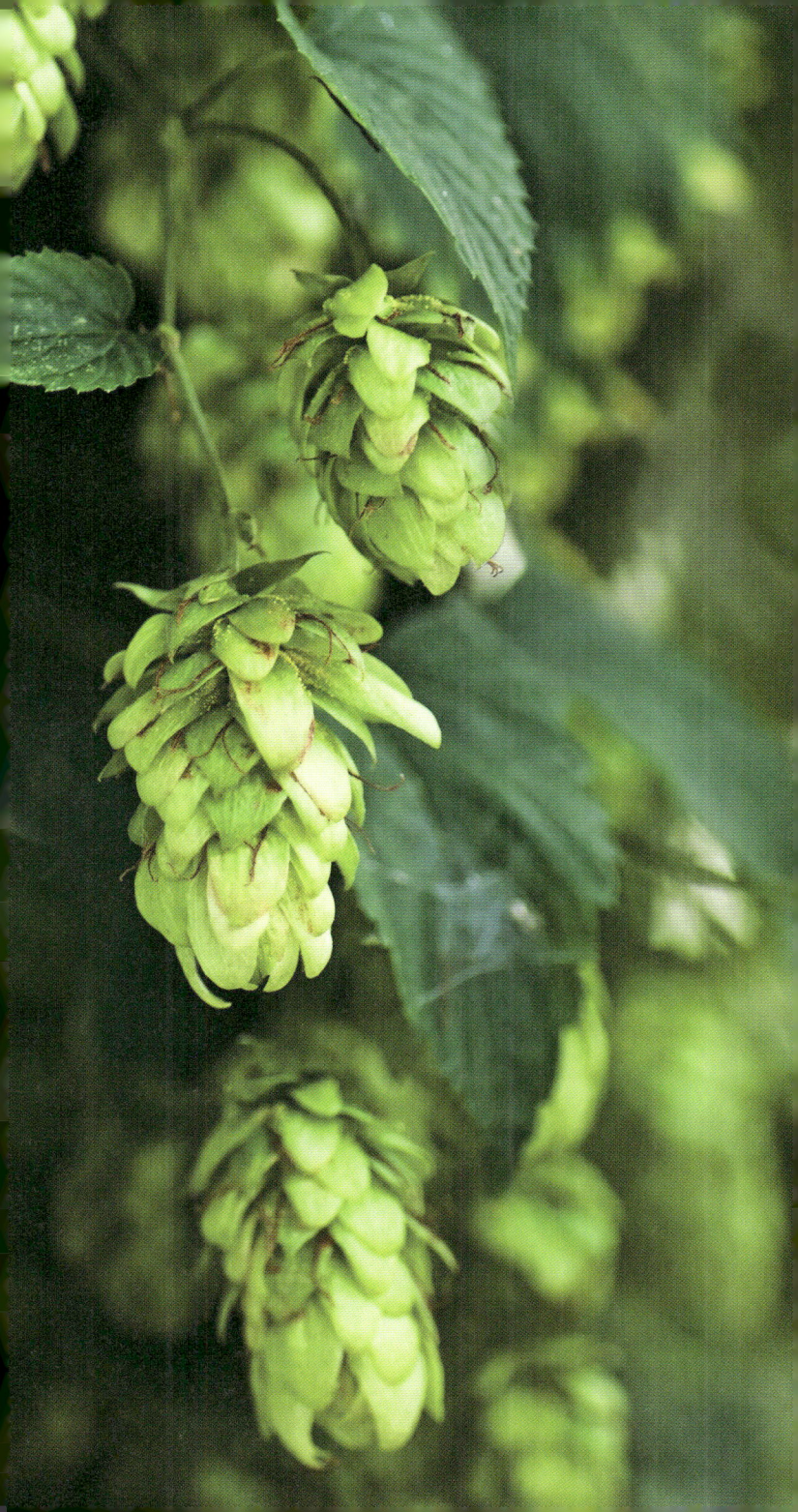

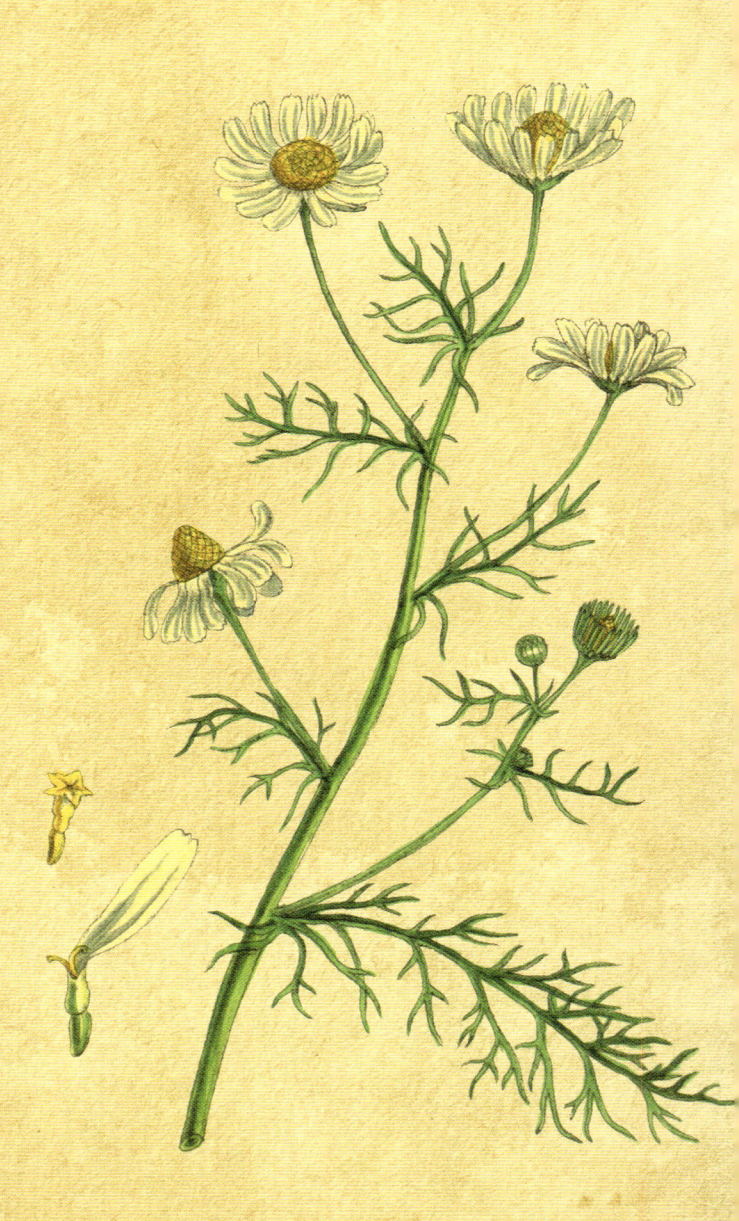

Kamille

Matricaria chamomilla

Sie ist vermutlich die bekannteste und am häufigsten verwendete Heilpflanze: die Kamille. Egal ob grippaler Infekt, Halsentzündung oder Magenverstimmung, Kamille hilft praktisch immer. Eigentlich stammt die zu den Korbblütlern zählende Pflanze mit den charakteristischen gelbweißen Blüten aus Süd- und Osteuropa.

Sie wird bis zu 50 cm hoch und wächst weit verbreitet auf Äckern, Brachen und Wiesen, an sandigen Standorten und auf Lehmböden.

Zwar enthalten viele der im Handel befindlichen Kamillentees auch das Kraut, allerdings sind diese als minderwertig zu betrachten. Medizinisch wirklich wirksam sind die Blüten, deshalb sollte man darauf achten, Tees und Präparate zu kaufen, die nur oder in erster Linie Blüten enthalten.

Die Wirkstoffe der Kamille sind teils fettlöslich, deshalb enthalten Teeaufgüsse weniger Wirkstoffe als ölhaltige Präparate.

Kamille wirkt beruhigend, entzündungshemmend, krampflösend, antibakteriell, fungizid und reizmildernd.

Ihr Anwendungsspektrum ist dementsprechend breit, es reicht von Atemwegserkrankungen über Magen-Darm-Beschwerden bis hin zu Erkrankungen der Geschlechtsorgane. Man sollte sie nicht am Auge anwenden.

INHALTSSTOFFE: ätherisches Öl, Flavonoide, Cumarine, Schleimstoffe, Terpene

ANWENDUNGSGEBIETE: Atemwegserkrankungen, Entzündungen, Magen-Darm-Erkrankungen, Blähungen, Hautentzündungen, Wunden, Krämpfe, gynäkologische Erkrankungen, Nervosität

Rezepte

Kamille
Matricaria chamomilla

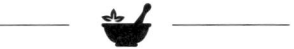

TEE:

Tee bei Magen- und Darmentzündungen, bei Blähungen, Koliken und Erkältungen.

2 Teelöffel Kamillenblüten getrocknet, 1 Teelöffel Schafgarbenkraut, ½ Teelöffel Beifußkraut und ½ Teelöffel Engelwurzwurzel (Apotheke) werden mit 500 ml kochendem Wasser übergossen. Die Mischung 5 Minuten ziehen lassen, abseihen und pro Tag 3 Tassen trinken. Kamillenblüten nur für 3 Wochen trinken, dann unbedingt eine Pause einlegen.

ESSENZ:

Essenz zum Gurgeln bei Mund- und Rachenentzündungen und als Beigabe für Waschungen unreiner Haut.

4 Teelöffel frische Kamillenblüten mit 100 ml Wodka übergießen, dabei darauf achten, dass die Blüten immer mit Alkohol bedeckt sind, 10 Tage im Zimmer ziehen lassen, danach abseihen. Als Grundlage zum Gurgeln verwenden, dabei im Verhältnis 1:1 mit warmem Wasser verdünnen oder 1:2 verdünnt mit Wasser zum Waschen der unreinen Haut (2 Teile Wasser).

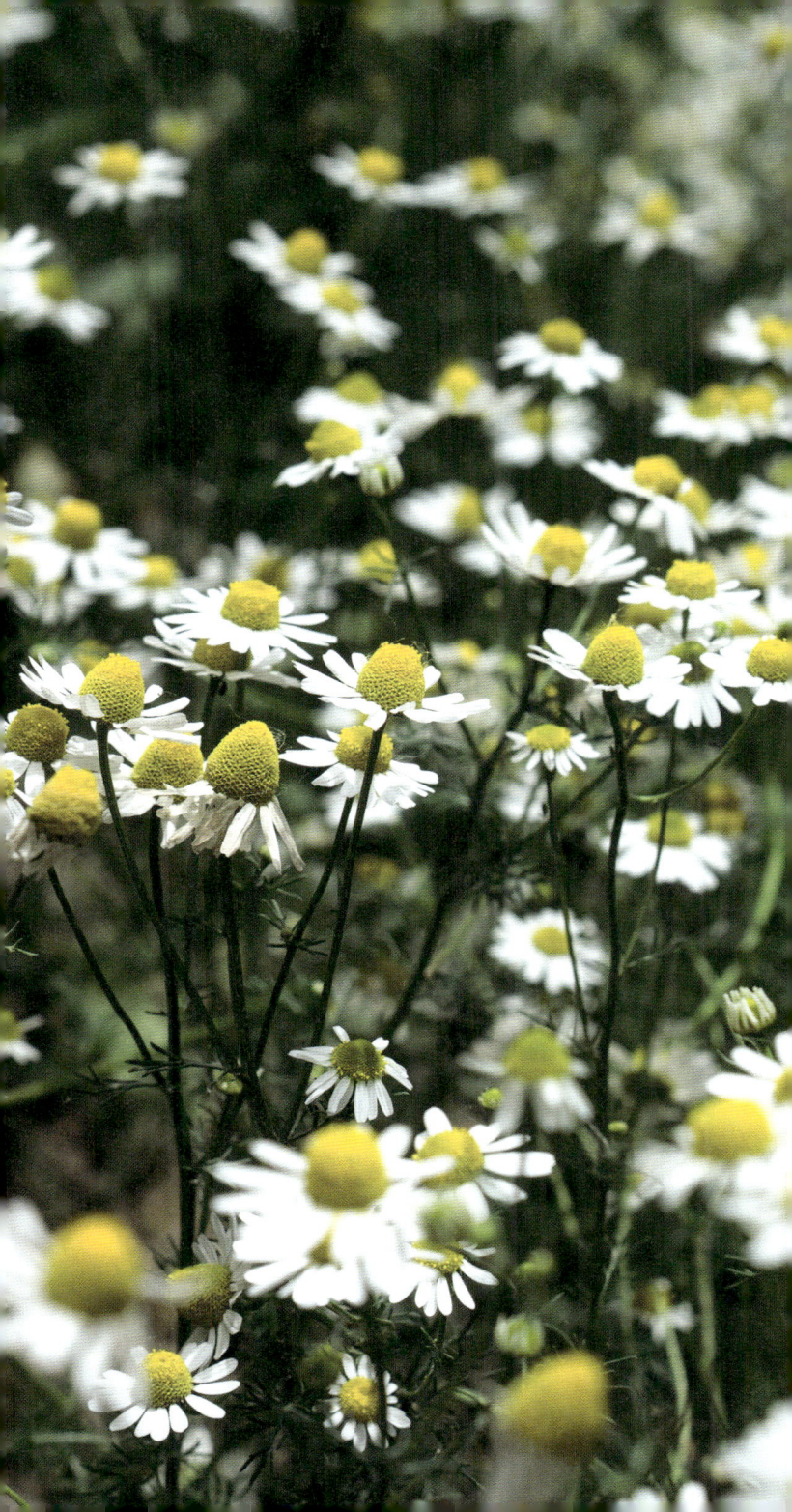

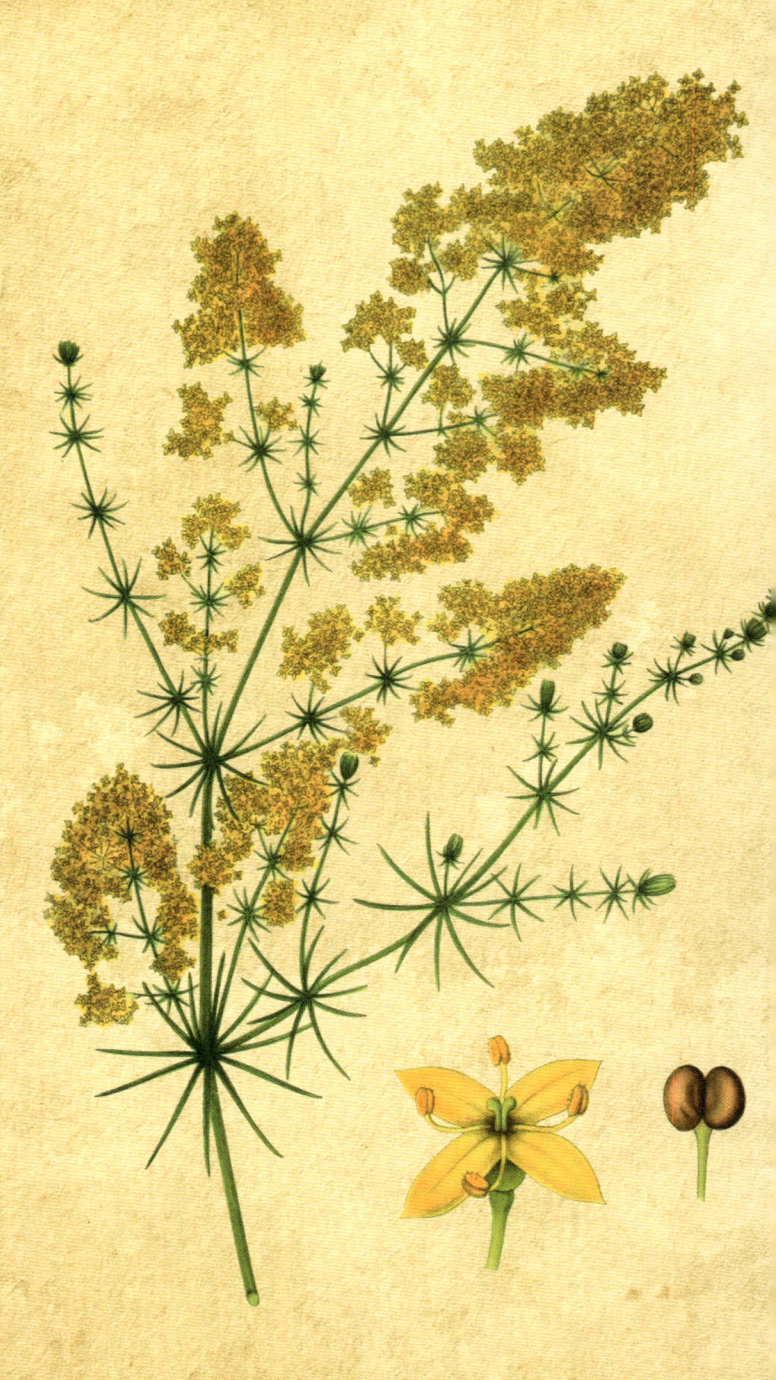

Labkraut

Galium verum

Das Echte Labkraut zählt zur Gattung der Labkräuter, zu der auch der Waldmeister gehört. Es wächst an sonnigen und trockenen Standorten und wird bis ca. 80 cm hoch. Neben den nach Honig duftenden gelben Blüten sind die vierkantigen Stängel charakteristisch für die Pflanze. Die Blätter sind quirlständig und vor allem auf der Unterseite behaart.

Der Name der Pflanze verweist auf eine historische Verwendung: Labkraut enthält Enzyme und wurde deshalb als Labersatz bei der Käseherstellung genutzt. Man verwendete die Blüten und die Wurzel des Labkrauts auch zum Färben.

Als Heilpflanze wird das Labkraut in erster Linie in der Volksmedizin eingesetzt. Gesammelt wird es zur Blütezeit. Echtes Labkraut wirkt harntreibend, krampflösend, schweißtreibend und blutreinigend. Die enthaltene Kieselsäure stärkt das Bindegewebe.

Bei Sonnenbrand können mit dem Teeauszug Auflagen zur Hautberuhigung bereitet werden, auch der Frischsaft kann bei Verbrennungen und zum Einreiben bei Krampfadern Hilfe und Erleichterung bringen.

Zurzeit forscht man an einer Verwendung der Droge in der Krebstherapie.

INHALTSSTOFFE: ätherisches Öl, Flavonoide, Glykoside, Enzyme, Kieselsäure, Gerbstoffe

ANWENDUNGSGEBIETE: Blasenentzündung, Nierenleiden, Wunden

Rezepte

Labkraut
Galium verum

TEE:

Tee bei nervösen Störungen und Schlafproblemen.

1 Teelöffel frisches oder getrocknetes Labkraut, 1 Teelöffel frische Zitronenmelisse, ca. 10 einzelne Lavendelblüten, ½ Teelöffel Passionsblumenkraut (Apotheke) mit 500 ml kochendem Wasser übergießen, 5 Minuten ziehen lassen, danach abseihen. Abends 2 Tassen trinken, bei Tagesunruhe auch tagsüber 1 Tasse trinken.

SUD:

Starker Absud aus Labkraut als Wundauflage bei Sonnenbrand, schlecht heilenden Wunden und Geschwüren.

3 Teelöffel Kraut werden mit 250 ml kochendem Wasser übergossen, 10 Minuten ziehen lassen, danach abseihen. Etwas abkühlen lassen, eine Wundkompresse damit tränken und auf die Wunden oder den Sonnenbrand legen. Mehrmals frische Kompressen verwenden, damit keine Infektionen entstehen.

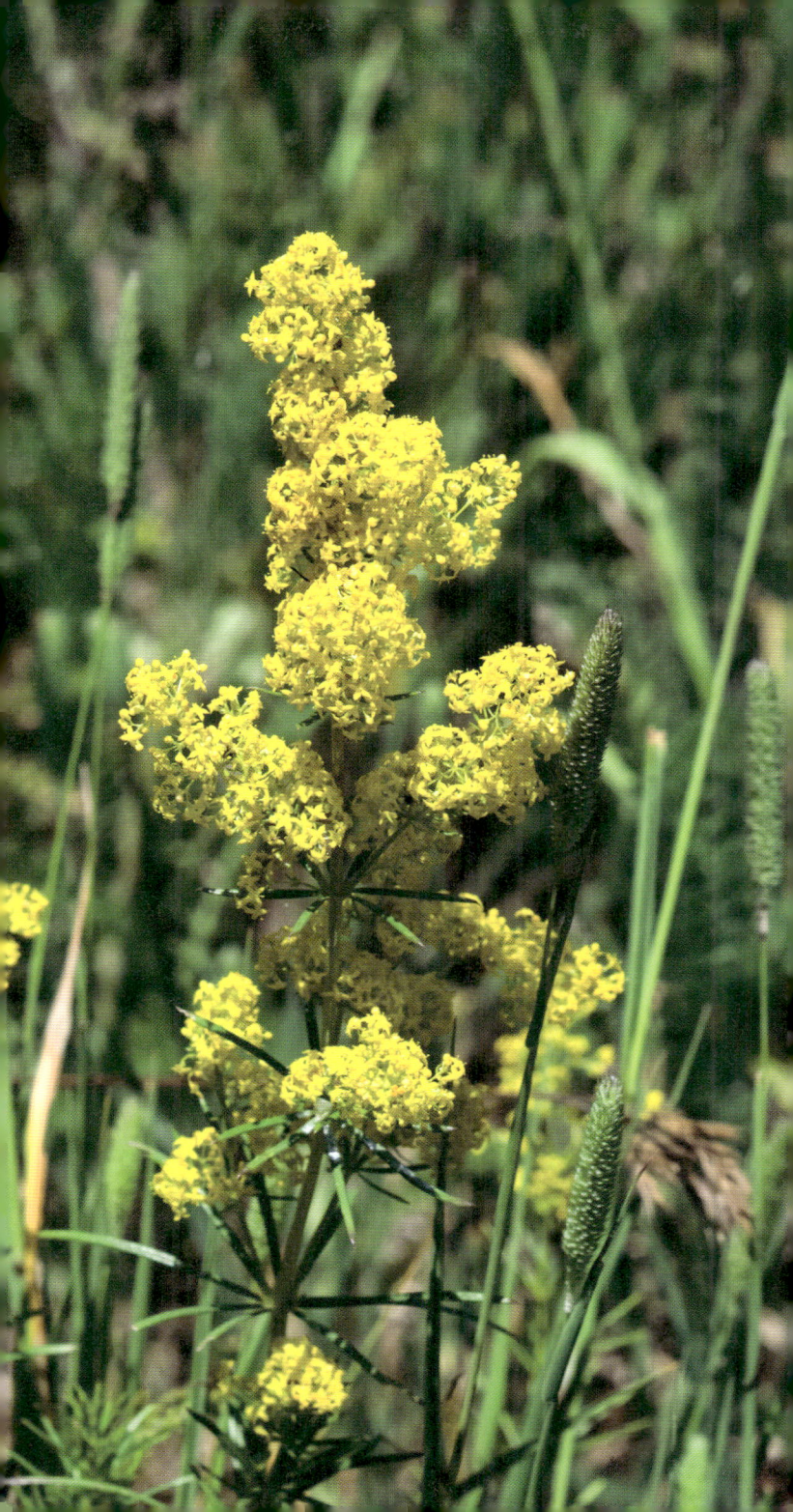

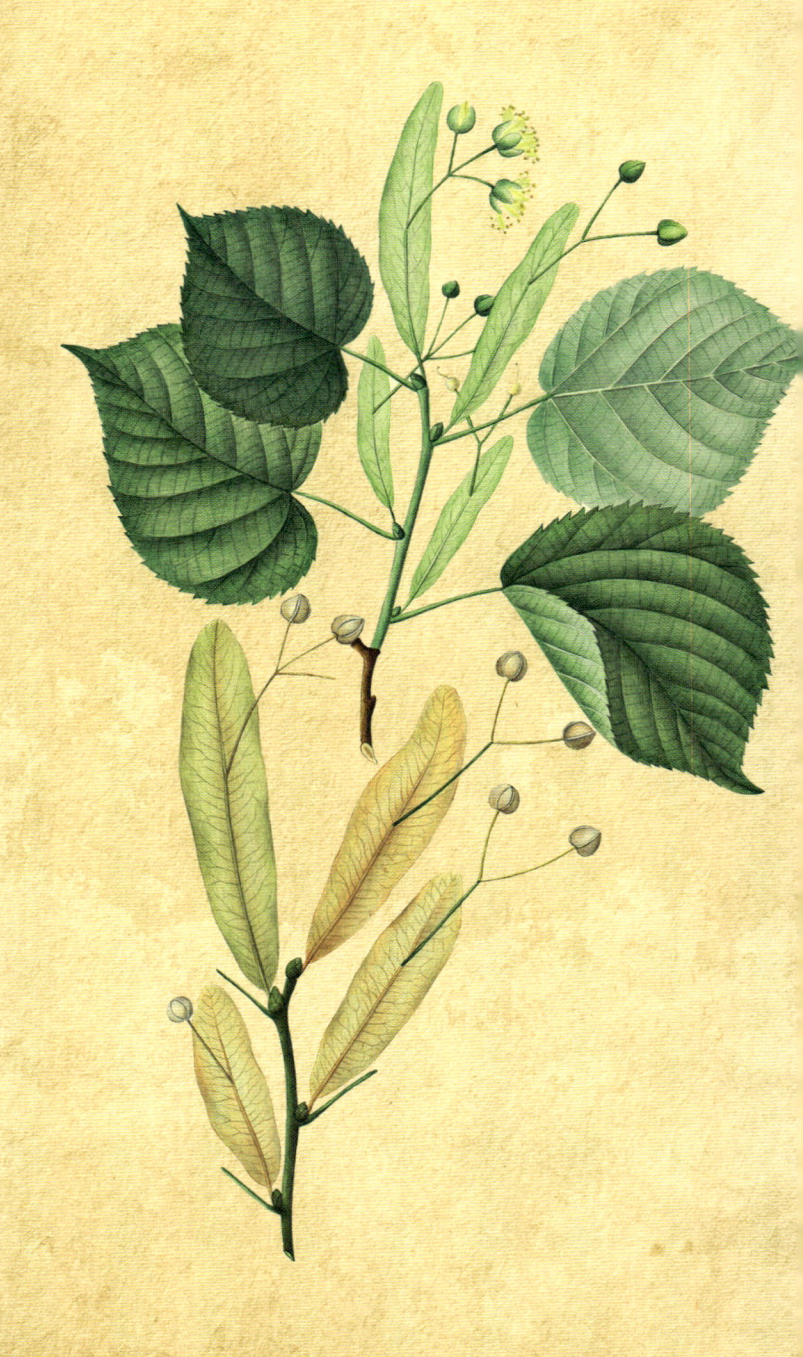

Linde

Tilia platyphyllos

An ihren herzförmigen Blättern und ihrem herzförmigen Habitus ist die Linde leicht zu erkennen. Sie gilt daher auch als Baum der Verliebten, die nach Heinrich Heine gerne darunter sitzen. Das liegt wohl zusätzlich wohl auch am betörenden Duft ihrer Blüten, die sich im Juni öffnen. Sie bilden Trugdolden und werden von einem blassgrünen Zungenblatt begleitet. Die Linde ist ein beliebter Park- und Alleebaum. In früheren Zeiten gab es vielerorts eine Dorflinde. Unter ihrer Krone wurde und wird wieder zur Kirchweih getanzt, auch als Gerichtsort diente sie.

Als Heilpflanze hat die Linde eine lange Tradition. Hildegard von Bingen sprach von einer wärmenden Kraft der Wurzel und des Holzes. Eines der heute noch bekanntesten Heilmittel und der Klassiker bei fiebriger Erkältung und Grippe ist Lindenblütentee. Er wirkt schweißtreibend und eignet sich vor allem im Anfangsstadium eines grippalen Infekts für eine Schwitzkur. Schweiß hat einen kühlenden Effekt und senkt die Körpertemperatur. So eine Kur mit mehreren Tassen Tee und Bettruhe kann den Ausbruch oft noch verhindern. Man „schwitzt ihn aus", wie es im Volksmund heißt. Zudem wirkt der Tee durch die Flavonoide in den Blüten antibiotisch und stärkt das Immunsystem. Damit lässt er sich in der kalten Jahreszeit vorbeugend trinken. Aufgrund der Schleimstoffe kann Lindenblütentee auch von quälendem, trockenen Hustenreiz befreien.

Die ätherischen Öle haben eine beruhigende Wirkung. Eine Tasse Lindenblütentee sorgt für Entspannung vor dem Schlafengehen. Er entkrampft zudem bei Kopfschmerzen und Migräne, Magen- oder Unterleibsbeschwerden.

INHALTSSTOFFE: Flavonoide, Schleimstoffe, ätherische Öle, Gerbstoffe

ANWENDUNGSGEBIETE: fiebrige Erkältung, grippaler Infekt, Schwitzkur, Steigerung der Abwehrkräfte, Husten

Rezepte

Linde
Tilia platyphyllos

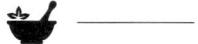

TEE:

Tee bei Grippe, Husten, Fieber, Halsschmerzen.

2 Teelöffel Lindenblüten getrocknet, 1 Teelöffel Holunderblüten getrocknet und ½ Teelöffel getrocknete Salbeiblätter mit 400 ml kochendem Wasser übergießen, die Mischung 3–5 Minuten ziehen lassen, danach abseihen. 2–3 Tassen pro Tag trinken. Sich gut warmhalten, damit man zu schwitzen beginnt und die Erkrankung schneller ausheilt.

ESSENZ:

Lindenessenz als Einschlafhilfe.

1 Handvoll einer Mischung aus Lindenblüten, Lindenblättern und der Rinde eines kleinen Astes mit 500 ml Weißwein übergießen. Darauf achten, dass die Pflanzenteile immer mit Wein bedeckt sind. Die Mischung 2 Wochen stehen lassen, danach abseihen. 1 Likörglas vor dem Schlafengehen trinken.

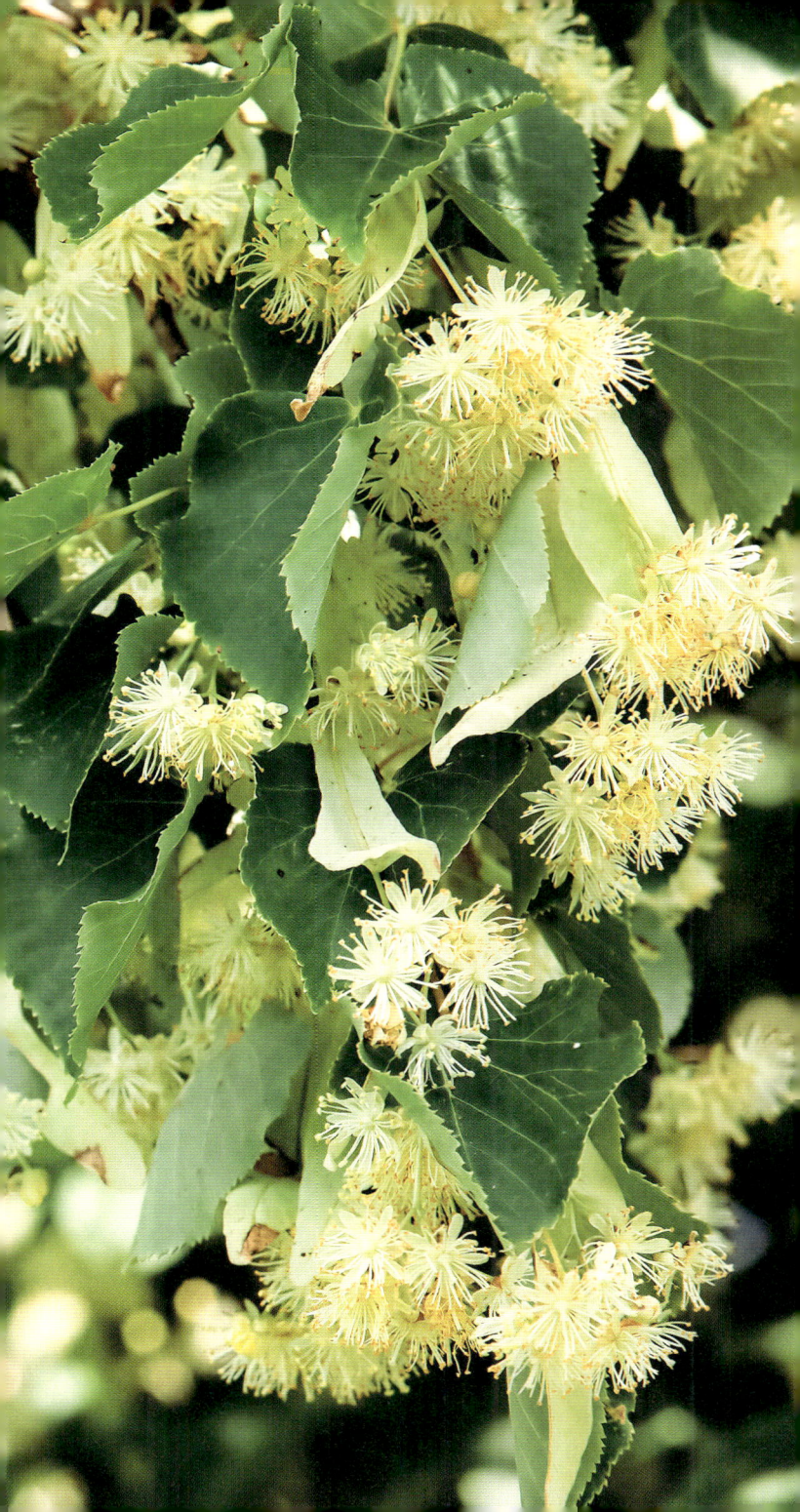

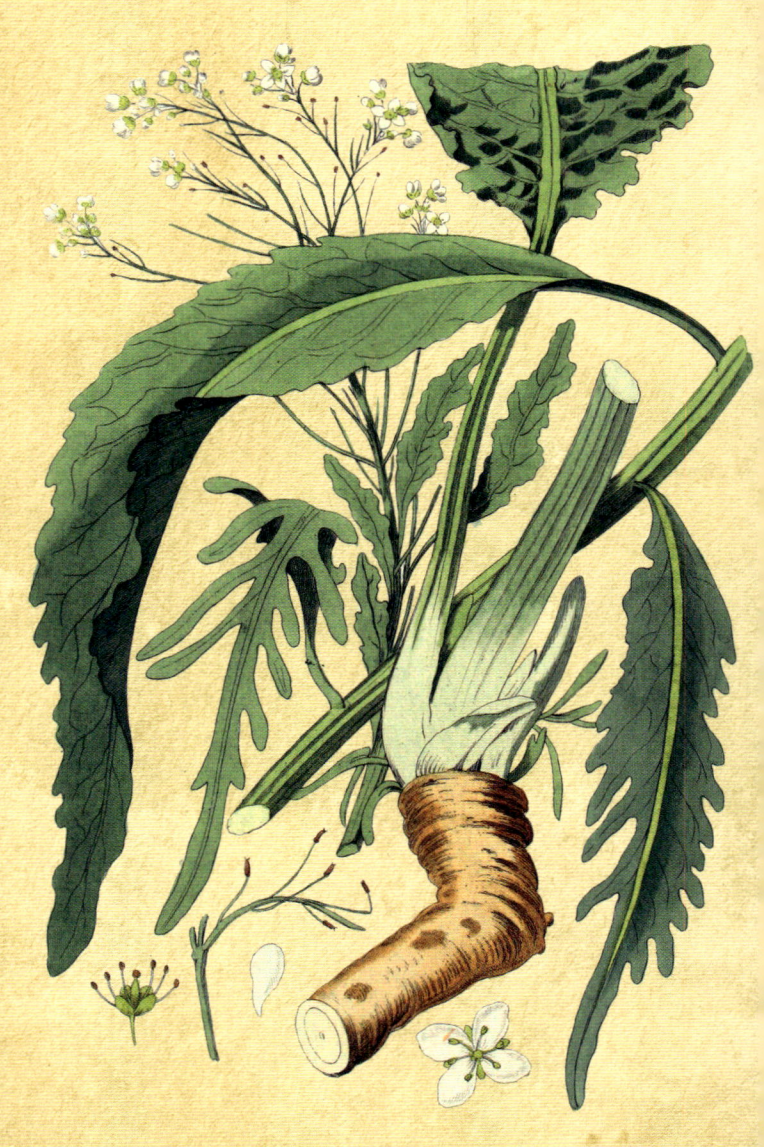

Meerrettich

Armoracia rusticana

In Franken ist der Meerrettich weit verbreitet, allerdings hauptsächlich in Kulturen. Doch er verwildert gern und wächst auf tiefgründigen und sandigen Böden. Er ist eine stattliche Pflanze. Seine Blätter können eine Länge von 1,20 m erreichen. Sie sind dunkelgrün, wellig, ledrig und haben eine glänzende Oberfläche. Typisch für einen Kreuzblütler sind die Blütenstände aus kleinen, weißen, vierblättrigen Blüten. Medizinisch gesehen das Wichtigste ist die kräftige Stangenwurzel des Meerrettichs. Die Kultivierung ist extrem aufwendig. Um möglichst glatte Stangen ernten zu können, werden die „Fechsen" – das sind Nebentriebe – während des Wachstums von Hand entfernt. Dazu müssen sie von den Bauern zweimal aus- und eingegraben werden.

Doch die Mühe lohnt sich, denn Meerrettich gilt als wirkungsvolles „Bauernantibiotikum" direkt vom Feld. Der hohe Gehalt an scharfen Senfölen wirkt antimikrobiell und harntreibend. Das macht die Wurzel zur Heildroge bei Infektionen der ableitenden Harnwege, am besten frisch gerieben, pur oder in Form von Suppe. Bei Erkältungen und Atemwegserkrankungen hilft schon das Einreiben und Inhalieren der Öle, wenn daraus mit Honig ein Hustensirup zubereitet wird. Insgesamt fördert Meerrettich die Abwehrkräfte. Äußerlich angewendet hilft eine Nackenkompresse mit frisch geriebener Wurzel, um die Nebenhöhlen von zähem Schleim zu befreien. Genauso gut ist diese Anwendung bei verspannter Nackenmuskulatur geeignet, da sie die Durchblutung fördert. Bei Ischiasbeschwerden oder Hexenschuss wirken Auflagen ebenfalls lindernd.

INHALTSSTOFFE: Senföle, Vitamin B1, B2, B6 und C, Kalium, Kalzium, Eisen, Phosphor

ANWENDUNGSGEBIETE: Harnwegsinfekte, Erkältung, Katarrh der oberen Luftwege, Stärkung des Immunsystems, Muskelverspannung

Rezepte

Meerrettich
Armoracia rusticana

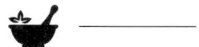

WEIN:

Meerrettichwein zur besseren Fettverdauung, bei Entzündungen des Halses und der Blase.

2 Esslöffel frisch geriebener Meerrettich (bitte mit Schutzbrille reiben, sonst besteht die Gefahr der Schädigung der Augenbindehaut) mit 750 ml Weißwein ansetzen und bei Zimmertemperatur 1 Woche stehen lassen, abseihen und nach den Mahlzeiten oder bei einer akuten Erkältung esslöffelweise einnehmen, maximal 3 Esslöffel pro Tag.

TINKTUR:

Tinktur aus der getrockneten Wurzel als Auflage bei Kopfschmerzen, Gicht, rheumatischen Erkrankungen, wenn Wärme guttut.

100 g getrocknete klein geschnittene Wurzel mit 250 ml Wodka ansetzen, 2 Wochen ziehen lassen, abseihen. Die Tinktur im Verhältnis 1:2 mit Wasser verdünnen, Auflagen damit tränken und auf die erkrankten Stellen legen. Bitte beachten Sie eine mögliche Hautreizung – in diesem Fall die Behandlung sofort abbrechen!

Meerrettich eignet sich nur zur Anwendung bei Erwachsenen, nicht bei Schwangeren, Stillenden oder Kindern unter 6 Jahren.

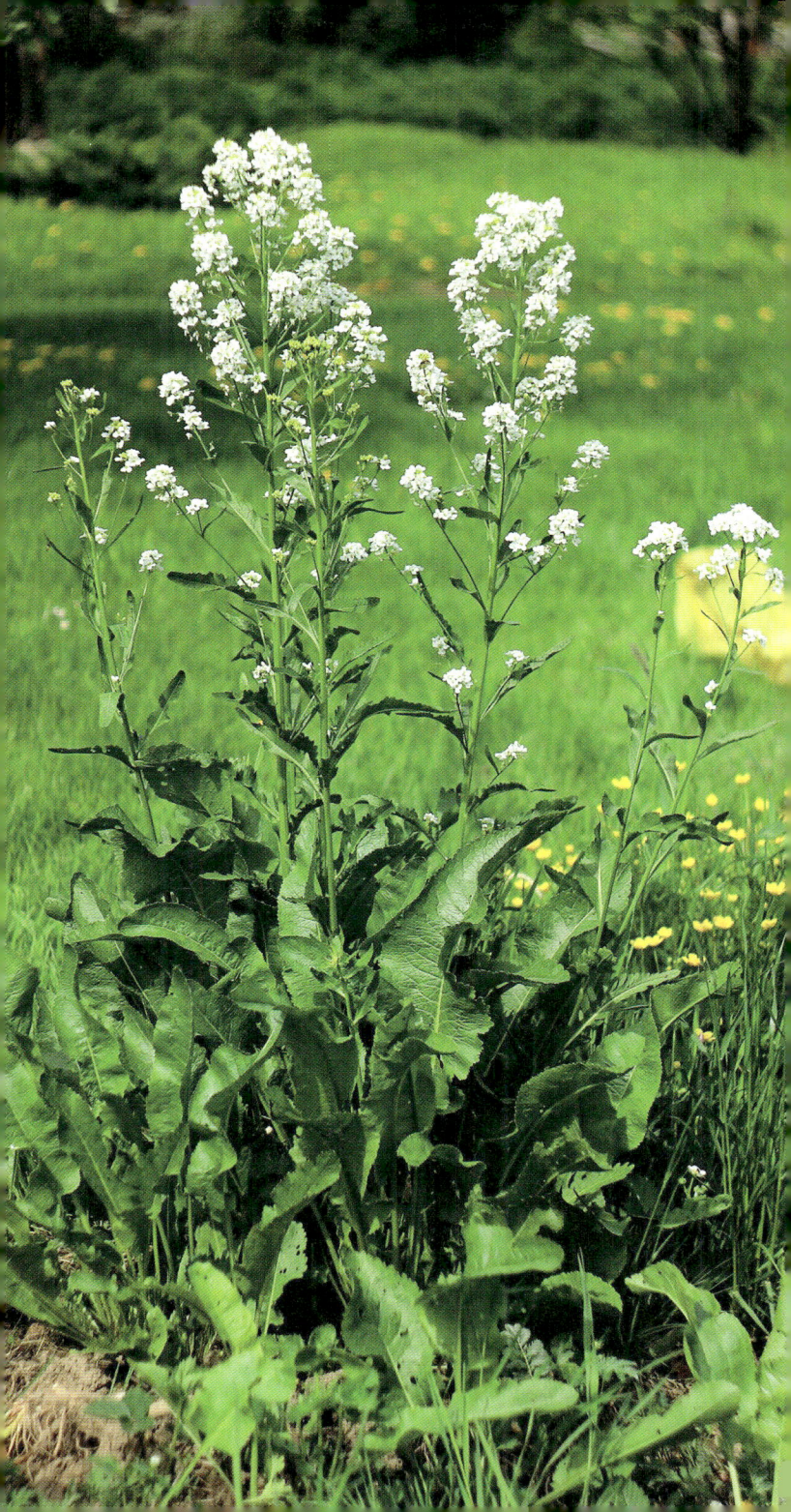

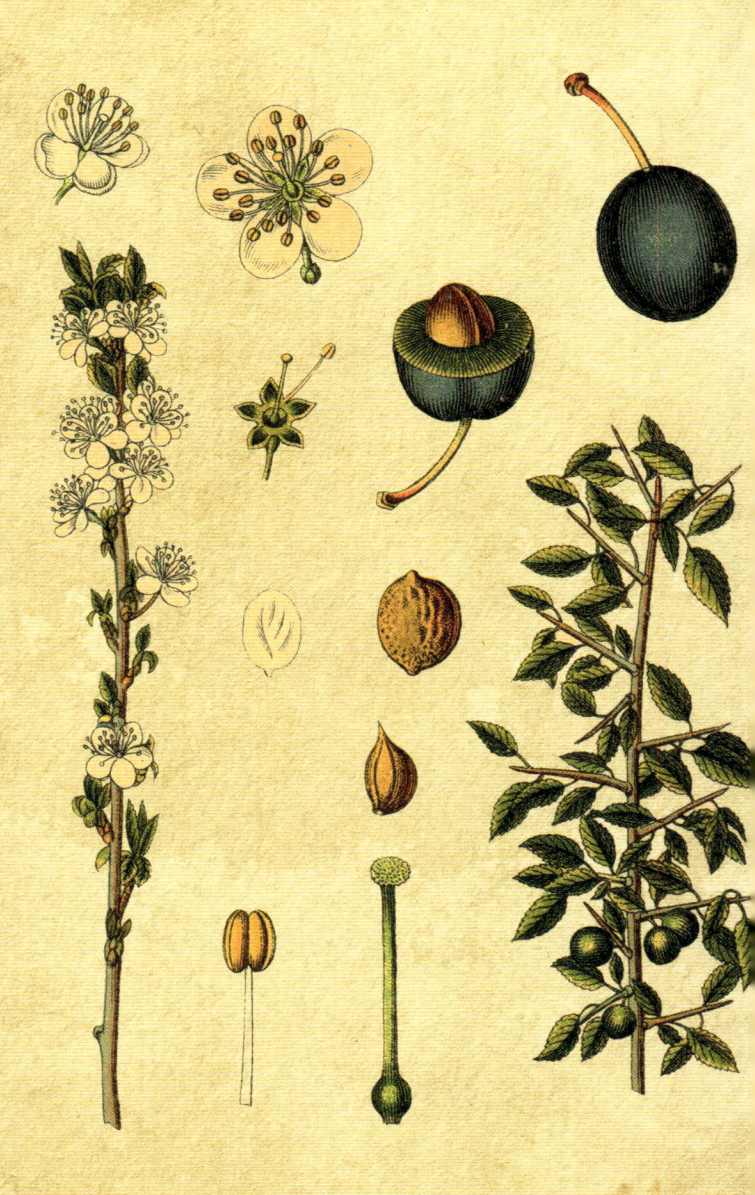

Schlehdorn

Prunus spinosa

Im Frühjahr ist der Strauch mit einer duftigen Wolke weißer Blüten übersät, noch bevor die Blätter austreiben. Diese sind klein und eiförmig und haben einen fein gesägten Rand. Wie der Name schon verrät, hat der Schlehdorn an seinen Kurztrieben spitze Dornen. Seine Rinde ist dunkel, fast schwarz. Schwarz-blau schimmern im Herbst auch seine kugelig runden Früchte, die Schlehen, deren Haut leicht bereift ist. Für die Verwendung in der Küche sollten sie erst nach dem Frost geerntet werden. Das macht den Geschmack der Schlehen milder und bekömmlicher. Der Strauch wächst am Waldrand und ist in vielen Hecken zu finden.

Als Heilmittel werden sowohl die Blüten als auch die Beeren verwendet. Ein Tee aus den Blüten gilt als mildes Abführmittel sowie als leicht harntreibendes Mittel. In der Volksmedizin wurde er gerne zur Blutreinigung wie auch zur Bekämpfung von Erkältungskrankheiten verabreicht. Aufgrund des hohen Gerbstoffgehalts wirken Blüten und Früchte entzündungshemmend und zusammenziehend. Damit lindern sie Mund- und Rachenentzündungen.

Die Schlehenfrüchte sind reich an Vitamin C und Anthocyanen. Das sind die blau-schwarzen Pflanzenfarbstoffe – Antioxidantien, die unsere Zellen vor Schäden, z. B. durch Umwelteinflüsse, schützen können. Gekochtes Schlehenmus gilt als Stärkungsmittel und soll den Genesungsprozess nach Krankheiten unterstützen.

INHALTSSTOFFE: Gerbstoffe, Flavonoide, Vitamin C, Anthocyane, Amygdalin, Cumarin

ANWENDUNGSGEBIETE: Verstopfung, Entwässerung, Blutreinigung, Erkältung, Mund- und Rachenentzündung, Stärkung

Rezepte

Schlehdorn
Prunus spinosa

TEE:

Tee aus den frischen Blüten bei Erkältungen, als mildes Abführmittel und zur allgemeinen Stärkung.

2 Teelöffel Blüten und 1 Teelöffel Schlüsselblumenblüten mit 250 ml kochendem Wasser übergießen, 5 Minuten ziehen lassen, abseihen. 3 Tassen pro Tag sind ausreichend.

SAFT:

Saft aus den gefrosteten frischen Beeren zur Anregung des Stoffwechsels und als Abführmittel.

Unbedingt nur die gefrosteten Beeren zu Saft verarbeiten, mit Zucker versetzen und aufkochen, damit sich der Saft auch hält. Nur geringe Mengen zu sich nehmen (maximal 1 Schnapsglas pro Tag). Die abführende Wirkung darf nicht zu stark sein!

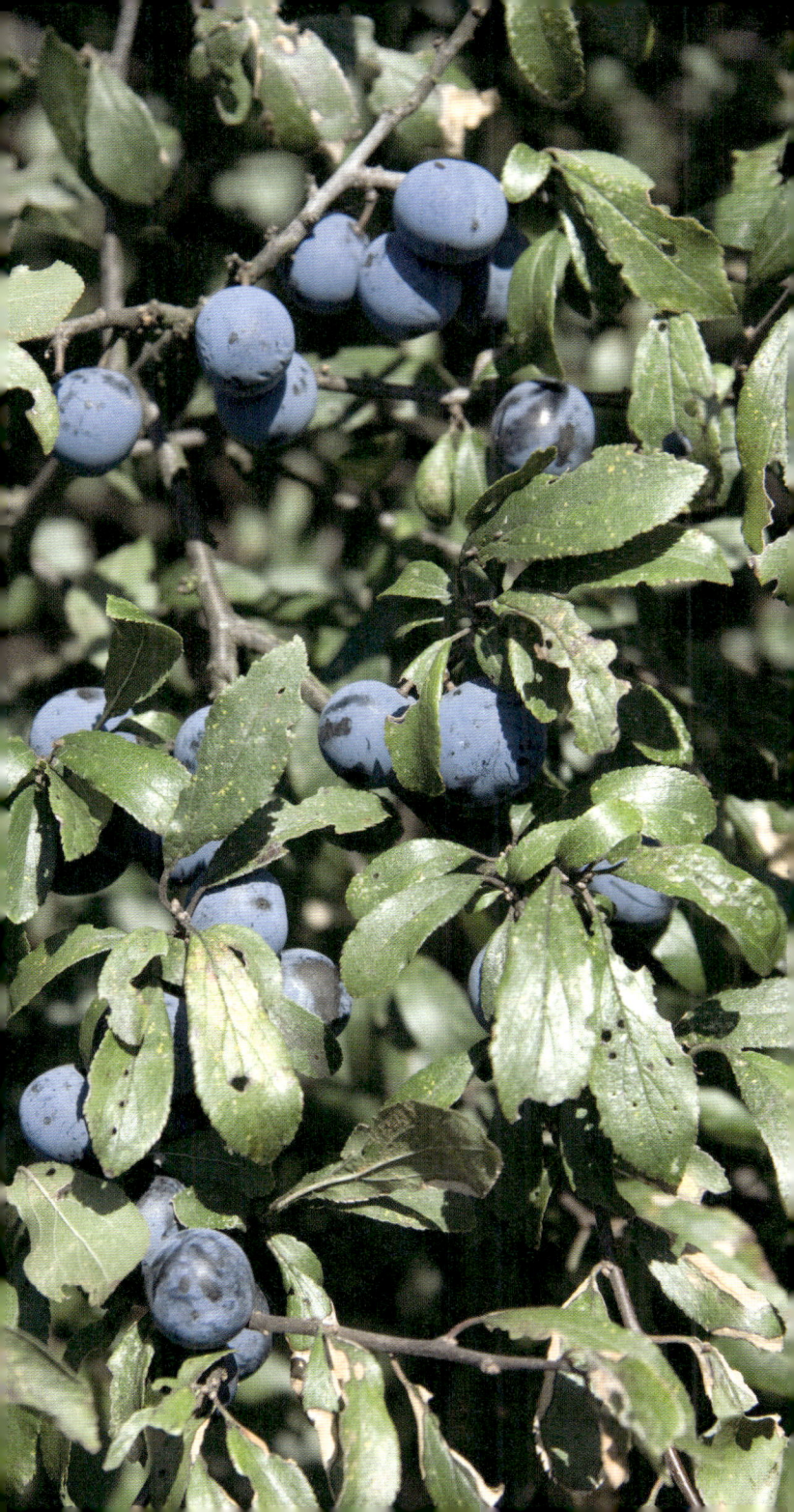

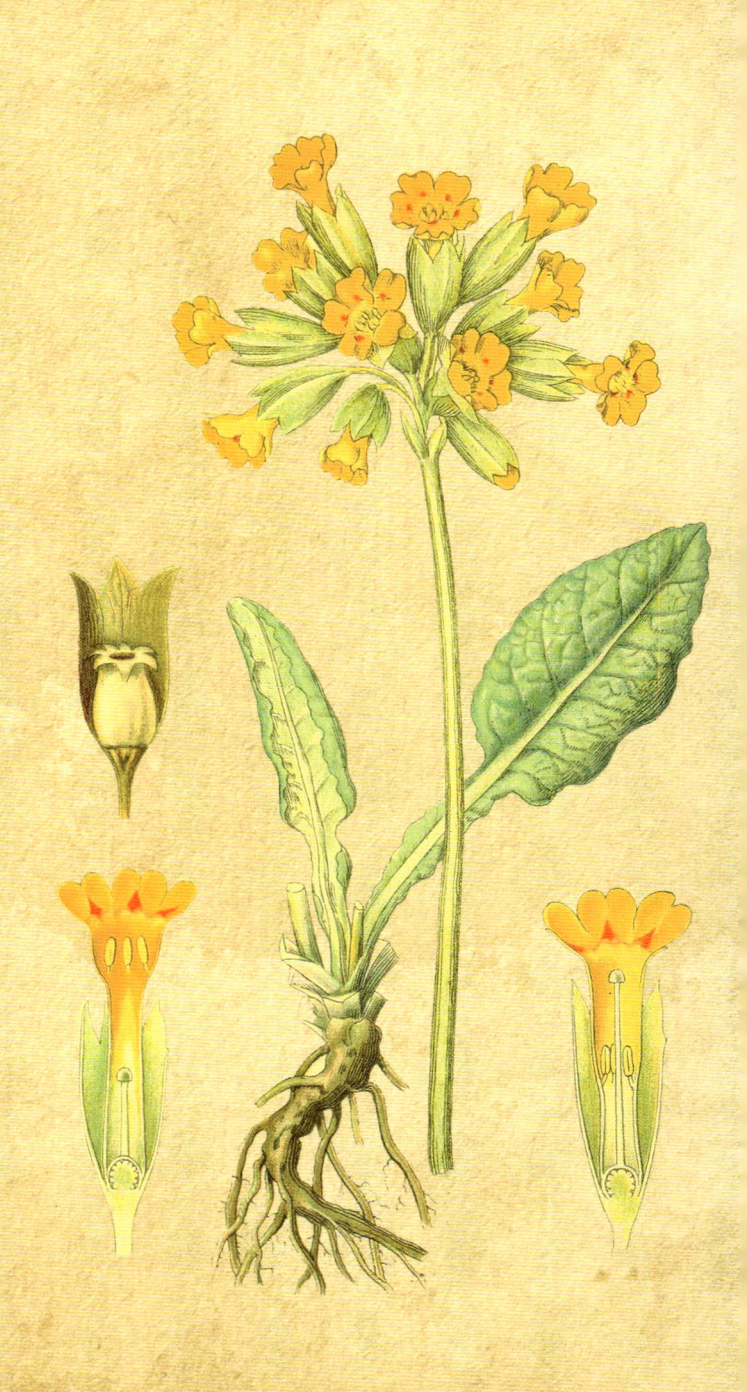

Schlüsselblume

Primula veris

Die Ähnlichkeit ihres Blütenstands mit einem Schlüsselbund hat ihr schon im Mittelalter den Namen Himmelsschlüssel eingebracht. Im zeitigen Frühjahr erscheinen ihre charakteristischen, nickenden Blütendolden, die am blattlosen Stängel herabhängen. Doch sie ist selten geworden und steht unter Naturschutz. Ihre Kronblätter leuchten in sattem Dottergelb. Weitere typische Kennzeichen der Echten Schlüsselblume – im Gegensatz zur Hohen Schlüsselblume – sind fünf kräftig orangefarbene Saftmale im Schlund der Blüte. Deren Kelch ist bauchig geformt. Die Echte Schlüsselblume verströmt einen angenehmen Duft. Die Laubblätter liegen in einer Rosette dicht am Boden an. Ihr Standort sind Halbtrockenwiesen, Waldränder und lichte Laubwälder, wo sie kalkhaltige Böden bevorzugt.

Als Arzneipflanze hat die Schlüsselblume eine lange Tradition. So wird sie vor allem bei Husten, Bronchitis und Bronchialkatarrh sowie allgemein bei Erkältung eingesetzt. Dabei wird besonders die Primelwurzel aufgrund ihres hohen Saponingehaltes genutzt. Diese sekundären Pflanzenstoffe sind für die Verflüssigung und den Abtransport des Bronchialsekrets sowie auch des Schleims bei verschnupfter Nase verantwortlich. Die Schlüsselblumenwurzel wirkt zudem entkrampfend. Daraus ergibt sich ein hustenstillender Effekt, was die Droge zu einem wirkungsvollen Hustentee macht. Gerade bei festsitzendem Husten hat sich die Heilpflanze sehr bewährt.

In der Erfahrungsheilkunde wird sie außerdem bei Keuchhusten und Asthma, Rheuma und Gicht verwendet. Auch bei Schlaflosigkeit und Schwindel soll sie hilfreich sein. Bei empfindlichen Personen kann sie allergische Reaktionen auslösen.

INHALTSSTOFFE: Saponine, Flavonoide, ätherische Öle, Phenolglykoside

ANWENDUNGSGEBIETE: Husten, Bronchitis, Erkältung

Rezepte

Schlüsselblume
Primula veris

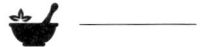

TINKTUR:

Tinktur aus der Wurzel bei chronischer Bronchitis.

20 g Wurzel mit 100 ml Wodka mischen, sodass die Wurzeln bedeckt sind, 10 Tage ziehen lassen, danach abseihen. Pro Tag 5-mal 5 Tropfen auf jeweils 1 Zuckerwürfel geträufelt einnehmen.

TINKTUR:

Tinktur aus Blüten, Blättern und Wurzeln bei Rheumaschmerzen und Migräne.

50 g der getrockneten ganzen Pflanze werden mit 250 ml Wodka vermischt, sodass alle Pflanzenteile gut mit dem Alkohol bedeckt sind, 10 Tage ziehen lassen und danach abseihen.

Bei Spannungskopfschmerzen, Migräne und Rheumaschmerzen pro Tag 3-mal 15 Tropfen in Wasser gelöst trinken.

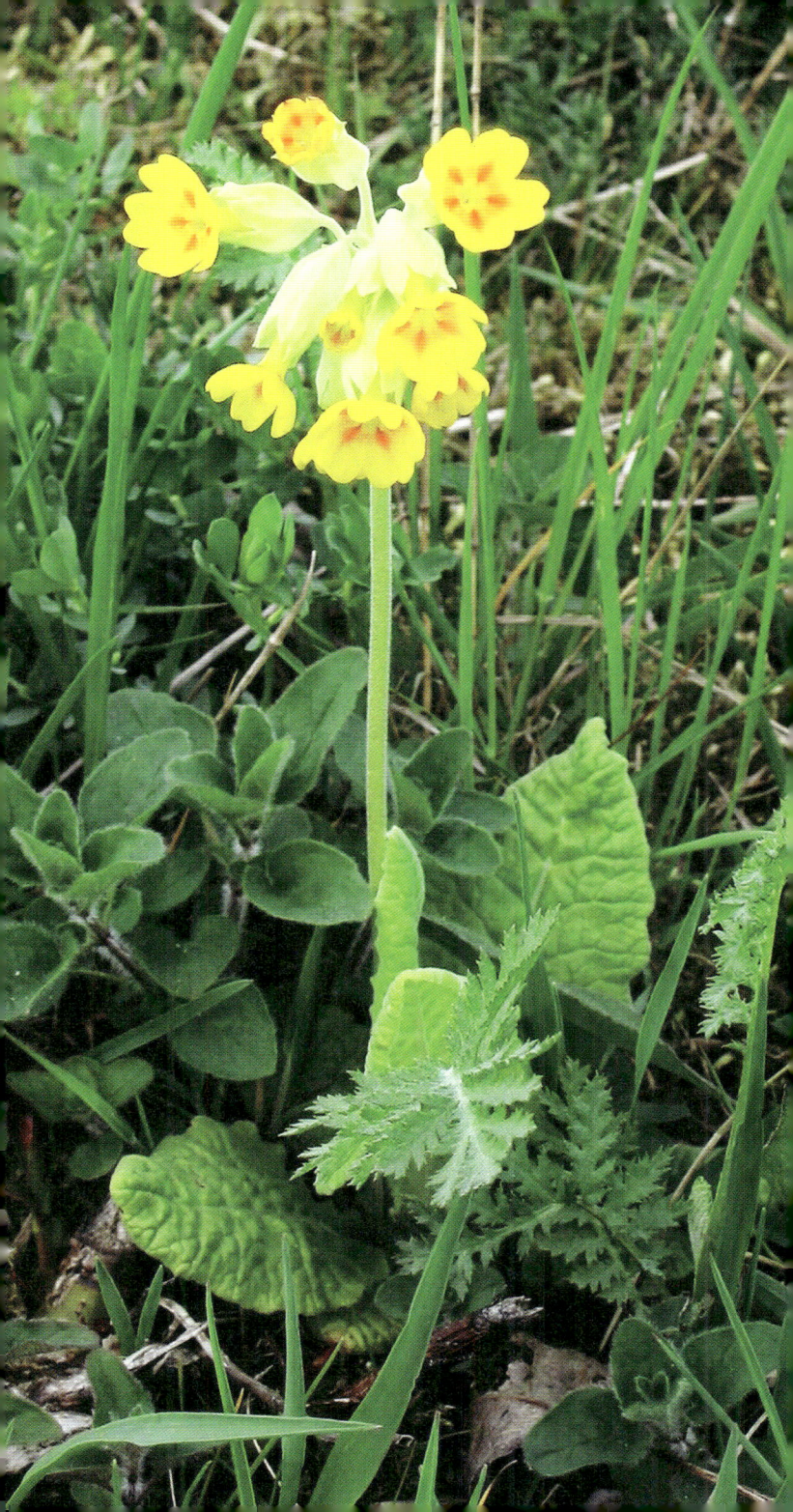

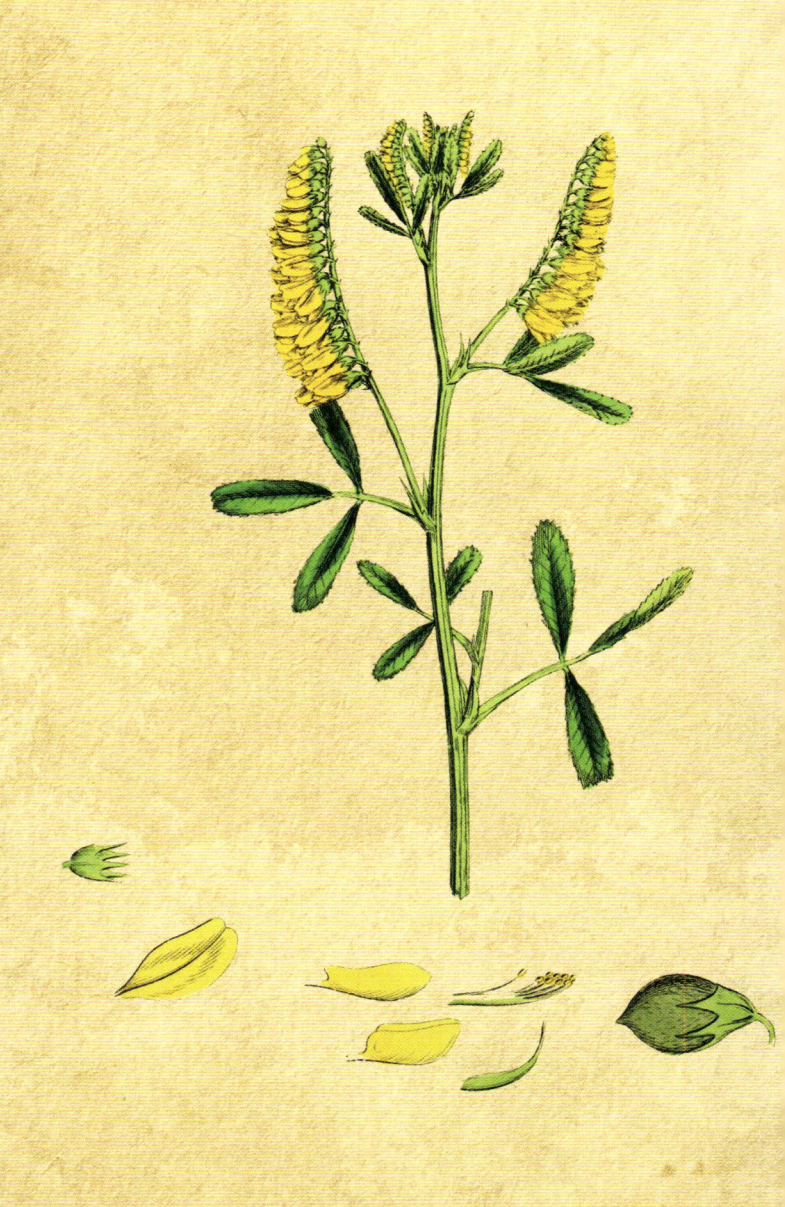

Steinklee

Melilotus officinalis

Der Echte oder auch Gelbe Steinklee ist eine zarte, filigrane Erscheinung, die man leicht übersieht, obwohl das Kraut über 1,5 m hoch werden kann. Seine Stängel wachsen aufrecht und sind verzweigt. Es gedeiht auf sonnigen Schuttplätzen, am Weges- und Straßenrand. Typisch Klee sind die dreiteilig gefiederten Blättchen, deren Rand gezähnt ist. Die kleinen gelben Blüten bilden traubige Blütenstände und haben die charakteristische Form der Schmetterlingsblüten. Werden Pflanzenteile abgeschnitten und welken, verströmen sie einen köstlichen Duft nach frischem Heu bzw. Waldmeister. Er entsteht beim Trocknen, wenn das in der Pflanze enthaltene Cumarin entweicht.

Dieser Wirkstoff ist für die heilkundliche Anwendung des Krautes verantwortlich. Es lindert Beschwerden bei chronisch venöser Insuffizienz wie Schweregefühl und Schmerzen sowie Juckreiz und Schwellungen in den Beinen. Bei Lymphstauungen und Hämorrhoiden kann Steinklee zur unterstützenden Behandlung eingesetzt werden. Das Kraut enthält außerdem auch Flavonoide und Saponine, die eine entzündungshemmende und venenabdichtende Wirkung haben, was bei der Behandlung von Krampfadern günstig ist. Bei der äußerlichen Anwendung greift man traditionell zu Salben oder Breiumschlägen aus dem blühenden Kraut. Sie helfen ebenfalls bei Venenleiden, aber auch bei Prellungen, Verstauchungen und Blutergüssen.

Um leichte Schlafstörungen zu lindern, lässt sich Steinkleekraut auch in Schlafkissen füllen, denn der angenehme Duft beruhigt.

INHALTSSTOFFE: Cumarin, Flavonoide, Saponine

ANWENDUNGSGEBIETE: Venenleiden, Krampfadern, Prellungen, Blutergüsse, leichte Schlafstörungen

Rezepte

Steinklee
Melilotus officinalis

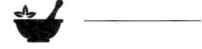

TEE:

Tee zum besseren Einschlafen.

2 Teelöffel der klein geschnittenen frischen oder 1 Teelöffel der getrockneten Pflanze, 1 Teelöffel frische Zitronenmelissenblätter und 1 Teelöffel Passionsblumenkraut (Apotheke) mit 500 ml kochendem Wasser übergießen, 3 Minuten ziehen lassen, abseihen und vor dem Schlafengehen 1–2 Tassen trinken.

TINKTUR:

Tinktur zur äußerlichen Anwendung bei Krampfadern, Störungen des Lymphflusses und Venenproblemen.

200 g frisches Kraut mit 100 g Gundermannblättern und 100 g Kraut des Stinkenden Storchschnabels (Apotheke – Geranium robertianum) mischen, in ein Schraubglas füllen und mit 1 Liter Wodka versetzen. Dabei unbedingt darauf achten, dass die Pflanzen immer mit Alkohol bedeckt sind! Die Mischung 2 Wochen im Zimmer stehen lassen, abseihen. Sie kann in Salben, z. B. Rosskastaniensalbe, eingebracht werden: auf 1 Teelöffel Salbe 5 Tropfen Tinktur. Es können Mullauflagen getränkt werden und auf Problemstellen gelegt werden oder die Tinktur kann verdünnt im Verhältnis 1:1 mit Wasser in die Haut der Beine eingerieben werden.

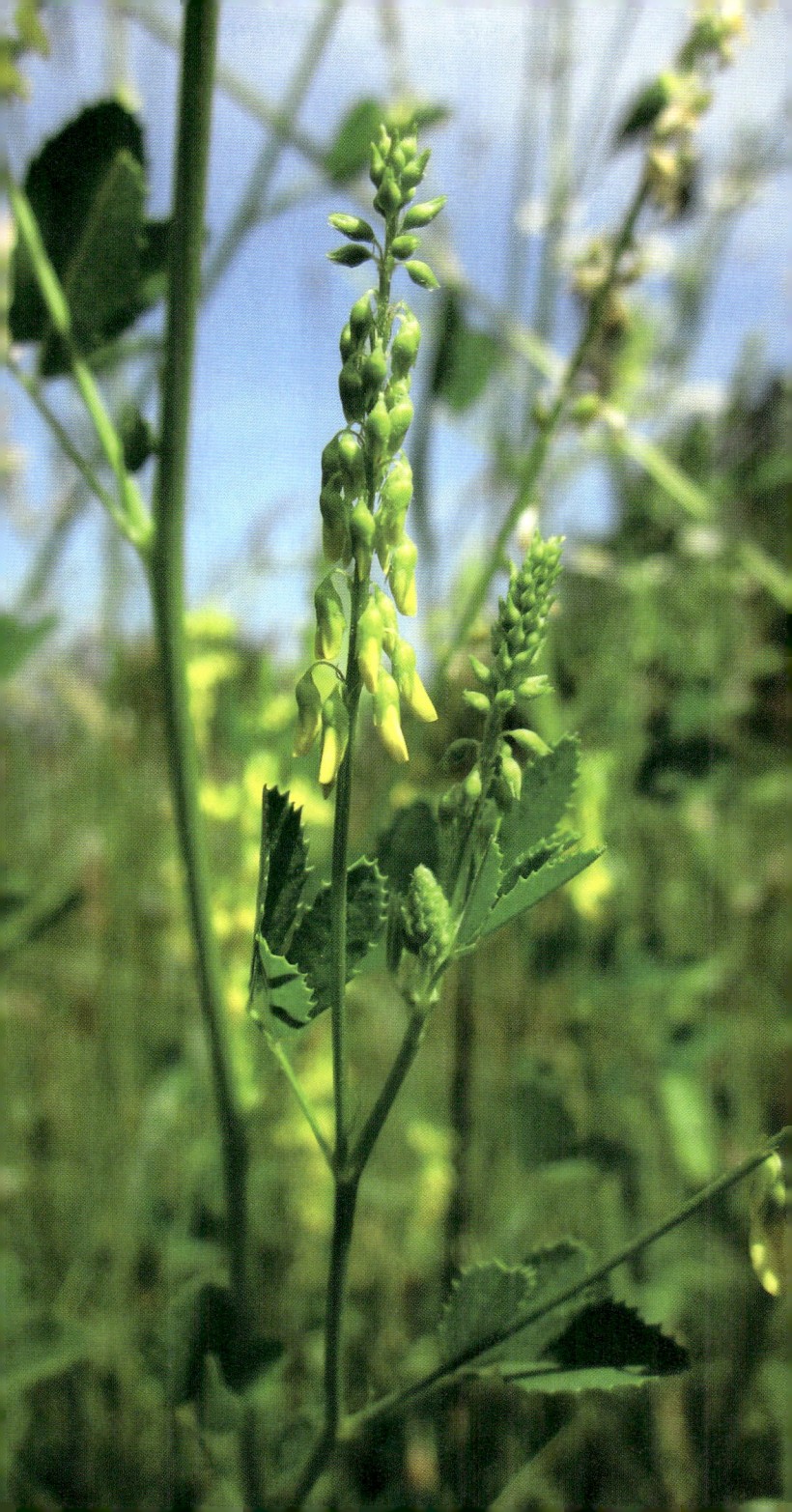

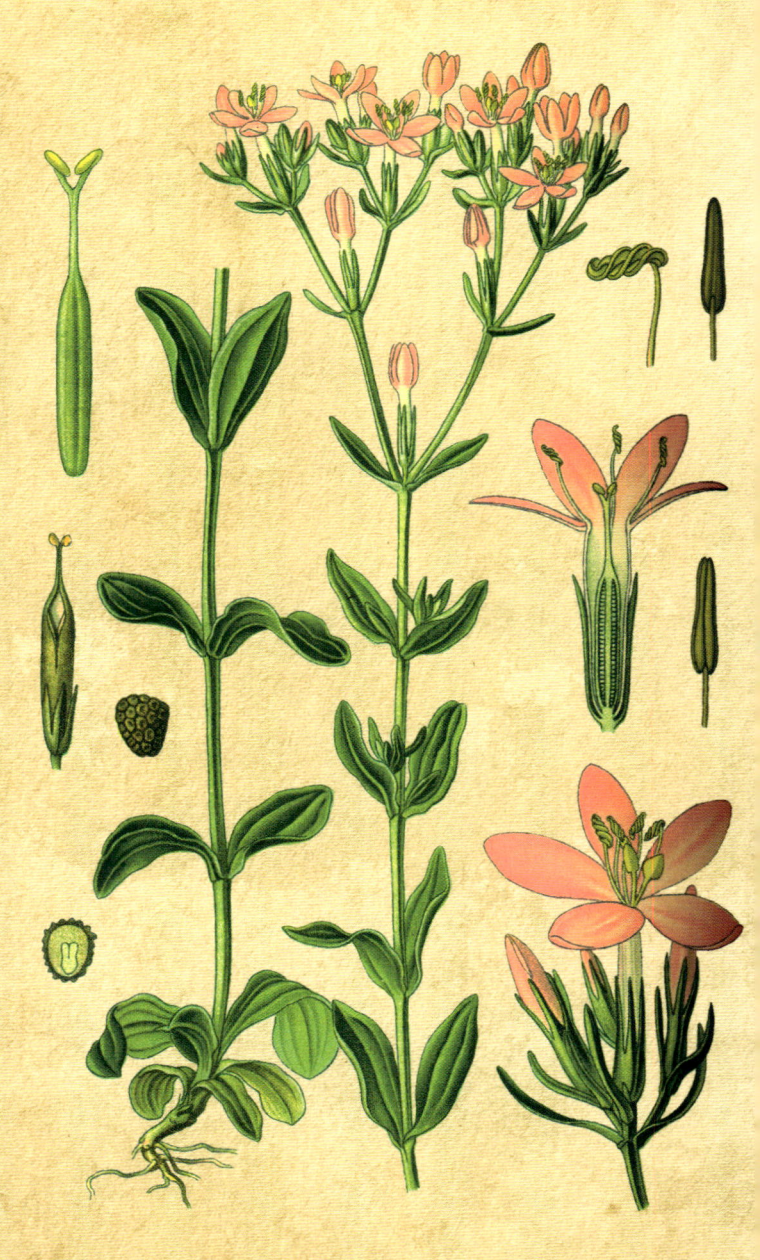

Tausendgüldenkraut

Centaurium erythraea

Das Echte Tausendgüldenkraut zählt zu den Enziangewächsen und wächst vor allem an Waldlichtungen und auf Feuchtwiesen. Die Pflanze wird bis ca. 50 cm hoch. Der Stängel ist vierkantig, die schönen, nektarlosen Blüten erscheinen im Hochsommer weiß bis rosa.

Die Pflanze wird während der Blüte geerntet, allerdings steht sie bei uns unter Naturschutz und darf also nicht gesammelt werden. Zuchtformen sind im Handel erhältlich.

Das Tausendgüldenkraut ist schon seit der Antike als Heilpflanze bekannt. Der deutsche Name rührt wohl von der enormen Wertschätzung her, die man der Pflanze entgegenbrachte. Ähnliches gilt für den griechischen Namen, denn der Sage zufolge heilte der Zentaur Chiron mithilfe der Pflanze seine Wunden. Aufgrund des bitteren Geschmacks nannte man sie im Mittelalter auch „Erdgalle".

Die Heilpflanze wirkt entzündungshemmend, schmerzlindernd und fiebersenkend. Sie regt die Produktion von Magensaft und Speichel ebenso an wie den Appetit. Tausendgüldenkraut stimuliert die an der Verdauung beteiligten Organe. Daher sind Appetitlosigkeit und Verdauungsbeschwerden die Hauptanwendungsgebiete. Weitere Anwendungsgebiete sind chronische Entzündungen im Mund- und Rachenraum sowie Wunden und Fieber.

INHALTSSTOFFE: Bitterstoffe, Flavonoide, Phenolcarbonsäuren, Harze

ANWENDUNGSGEBIETE: Verdauungsbeschwerden, Durchfall, Leber- und Gallenbeschwerden

Rezepte

Tausendgüldenkraut
Centaurium erythraea

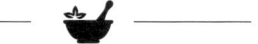

TEE:

Tee bei Keuchhusten, Gallen- und Leberbeschwerden, Überlastungen und Appetitmangel.

1 Teelöffel Kraut in 250 ml kaltem Wasser ansetzen und ca. 7 Stunden ziehen lassen, abseihen, anschließend nur leicht erwärmen und maximal 2 Tassen pro Tag trinken. Vorsicht, sehr bitter!

Tee mit gleicher Zubereitung als äußerliche Waschung bei unreiner Haut, Akne und anderen eitrigen Hauterscheinungen.

TINKTUR:

Tinktur bei gleichen Indikationen wie der Tee.

20 g getrocknetes Kraut wird mit 150 ml Wodka versetzt, 10 Tage ziehen lassen, abseihen und bei Bedarf 2-mal 15 Tropfen auf Zucker einnehmen.

Tausendgüldenkraut nicht bei Gastritis und Übersäuerung des Magens verwenden!

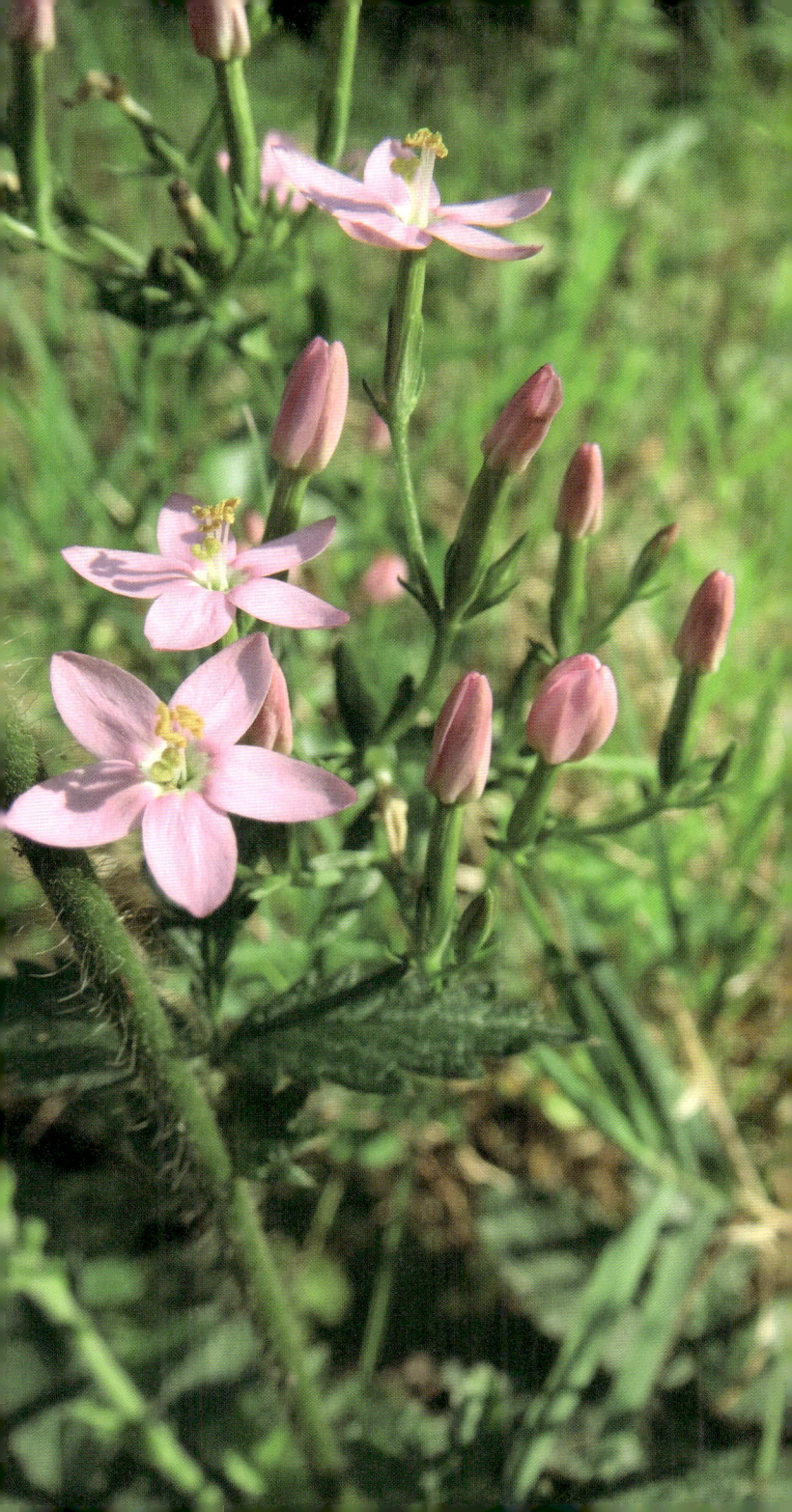

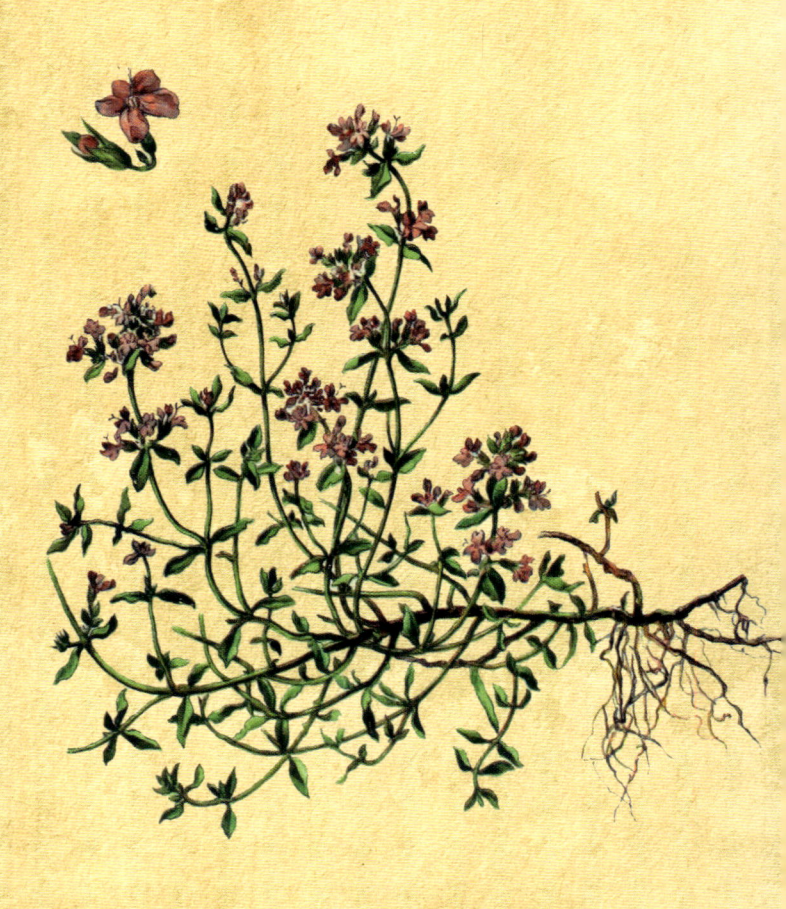

Thymian

Thymus vulgaris

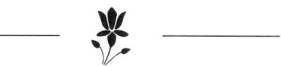

Der Echte Thymian, oft auch Quendel genannt, ist ein wahres Multitalent, denn er ist Bienenweide, Gerwürzpflanze und Heilpflanze in einem. Wenn Sie also einige Exemplare des Lippenblütlers im Garten oder auf Ihrem Balkon anpflanzen, werden es Ihnen die Honigbienen danken. Für die Bienen ist er doppelt nützlich, denn mit dem im ätherischen Öl enthaltenen Thymol lassen sich die Varroamilben bekämpfen, von denen viele Honigbienen befallen sind.

Thymian stammt ursprünglich aus Süd- und Südosteuropa. Er wird bis zu 40 cm hoch und hat unterseitig behaarte Blätter. Die Blüten sind weiß bis violett und erscheinen vom Frühling bis in den Herbst.

Dass der Echte Thymian eine vorzügliche Heilpflanze ist, wusste man schon in der Antike.

Er wirkt antiseptisch, fungizid, antiviral, entzündungshemmend, schmerzlindernd und krampflösend. Damit eignet er sich ideal zur Behandlung von Halsentzündungen, Husten, Bronchitis und sogar Asthma. Da das ätherische Öl auch über die Bronchien ausgeschieden wird, wirkt es bei einer Bronchitis unmittelbar an der richtigen Stelle. Äußerlich kann man Thymian zudem bei Entzündungen (z. B. Zahnfleischentzündungen), Ekzemen und Neurodermitis anwenden.

Thymian regt die Produktion von Speichel und Magensaft an und fördert die Verdauung. Er ist außerdem oft Bestandteil von Mundwasser.

Falls Sie keinen selbst gesammelten Thymian zur Hand haben, können Sie auch den aus dem Gewürzregal verwenden.

INHALTSSTOFFE: ätherisches Öl, Flavonoide, Triterpene, Gerbstoffe

ANWENDUNGSGEBIETE: Bronchitis, Husten, Keuchhusten, Entzündungen, Verdauungsbeschwerden, Blähungen, Hautprobleme

Rezepte

Thymian
Thymus vulgaris

TEE:

Tee bei Wechseljahrsbeschwerden, Nervenleiden, Schlaflosigkeit, Blutarmut.

1 Teelöffel Quendelkraut, ½ Teelöffel Lavendelblüten, 1 Teelöffel frische Zitronenmelisse, 1 Teelöffel frische Brennnesselblätter und ½ Teelöffel Beifußkraut mit 500 ml kochendem Wasser übergießen, die Mischung 5 Minuten ziehen lassen, abseihen. Pro Tag reichen 3 Tassen Tee. Nur kurmäßig über 3–4 Wochen anwenden, dann unbedingt eine Pause einlegen.

TINKTUR:

Tinktur aus dem getrockneten Kraut als Einreibung bei Verstauchungen und rheumatischen Beschwerden.

100 g getrocknetes Kraut mit 200 ml Wodka übergießen, die Mischung 10 Tage im Zimmer ziehen lassen, abseihen und als Einreibung pur verwenden.

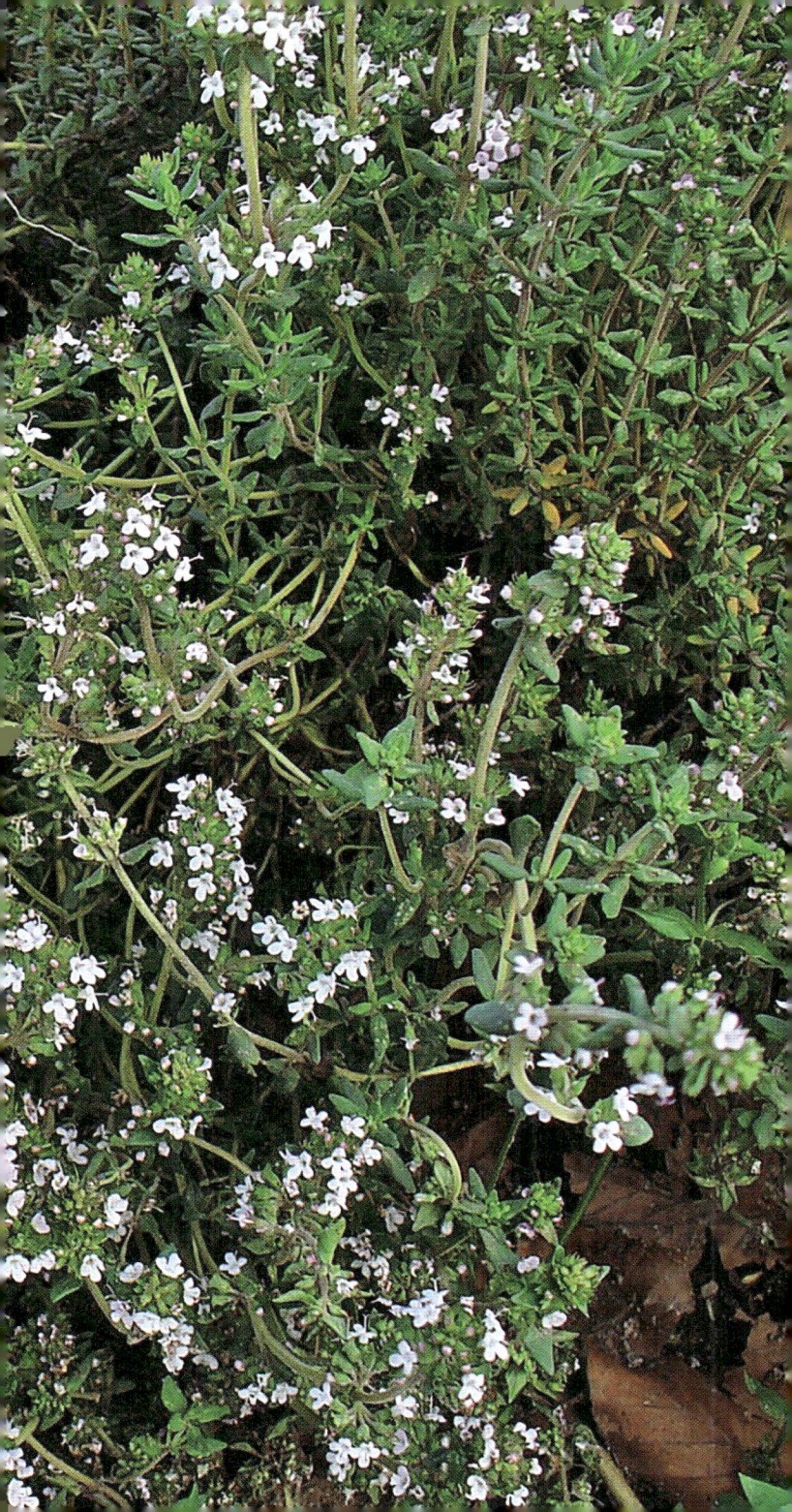

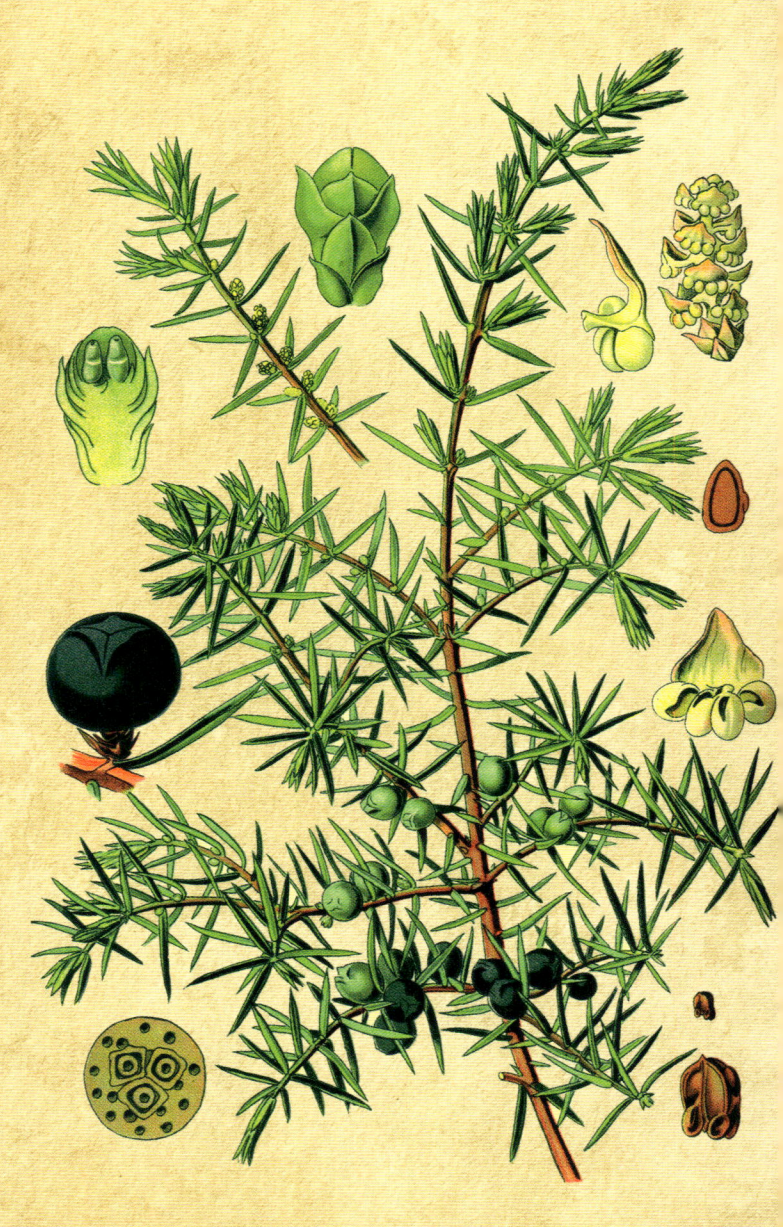

Wacholder

Juniperus communis

Das Zypressengewächs findet man an sonnigen Hängen, wie z. B. in den Wacholderheiden der Fränkischen Schweiz. Dort wächst der Wacholder als immergrüner Strauch oder kleiner Baum. Seine Blätter sind nadelförmig, spitz und stechen. Die weiblichen Blüten bilden fleischige Beerenzapfen – das sind die eigentlichen Wacholderbeeren, die erst im zweiten Jahr ihr schwarz-blau bereiftes Aussehen bekommen. Vorher sind sie grün. Der Wacholder ist geschützt.

Diese Beeren werden nicht nur in der Küche oder zur Herstellung von Gin, sondern auch in der Heilkunde verwendet, und zwar schon seit der Antike. Im Mittelalter empfahl Hildegard von Bingen sie u. a. als harntreibendes Mittel, was heute wissenschaftlich anerkannt ist. Die ätherischen Öle der Wacholderbeeren fördern die Durchspülung der Nieren und Harnwege. Zudem haben sie eine leicht krampflösende sowie eine keimtötende Wirkung. Damit sind die Beeren bei Entzündungen oder anderen Beschwerden der Blase in Form von Tee angezeigt. Eine lang anhaltende Anwendung in hoher Dosierung kann allerdings die Nieren schädigen sowie Magen und Darm reizen. In der Schwangerschaft und bei entzündlichen Nierenerkrankungen sind Wacholderbeeren tabu.

Wacholderbeeren fördern die Verdauung und lindern Völlegefühl und Blähungen. Es können pro Tag bis zu 10 getrocknete Beeren gekaut werden, jedoch nicht dauerhaft, sondern kurmäßig. Darauf setzte schon Pfarrer Kneipp.

Im Mittelalter wurden Wacholderzweige und -beeren als Schutz vor ansteckenden Krankheiten und vor der grassierenden Pest verräuchert und in der Neuzeit Krankenhäuser damit desinfiziert.

INHALTSSTOFFE: ätherische Öle, Harze, Flavonoide, Gerbstoffe

ANWENDUNGSGEBIETE: Beschwerden der Harnwege, Verdauungsbeschwerden, Völlegefühl, Blähungen

Rezepte

Wacholder
Juniperus communis

TINKTUR:

Tinktur zur Einnahme um die Urinmenge zu erhöhen.

100 g Beeren, leicht zerquetscht, mit 400 ml Wodka versetzen. Hierbei darauf achten, dass alle Beeren mit Alkohol bedeckt sind. Die Mischung 14 Tage an der Sonne stehen lassen, danach abseihen. Pro Tag nur 1–2-mal täglich 10 Tropfen einnehmen, dies als Kur für 2–3 Wochen.

INHALATIONSBAD:

Inhalationsbad bei Schmerzen, Fieber und grippalen Infekten.

Beeren, leicht zerquetscht, und getrocknetes Kraut einige Minuten in Wasser kochen, abseihen und in eine Schüssel geben, den Kopf darüber halten und tief einatmen. Wenn dies zu stark ist, z. B. bei Kindern und alten Menschen, die Schüssel einfach im Zimmer stehen und verdampfen lassen.

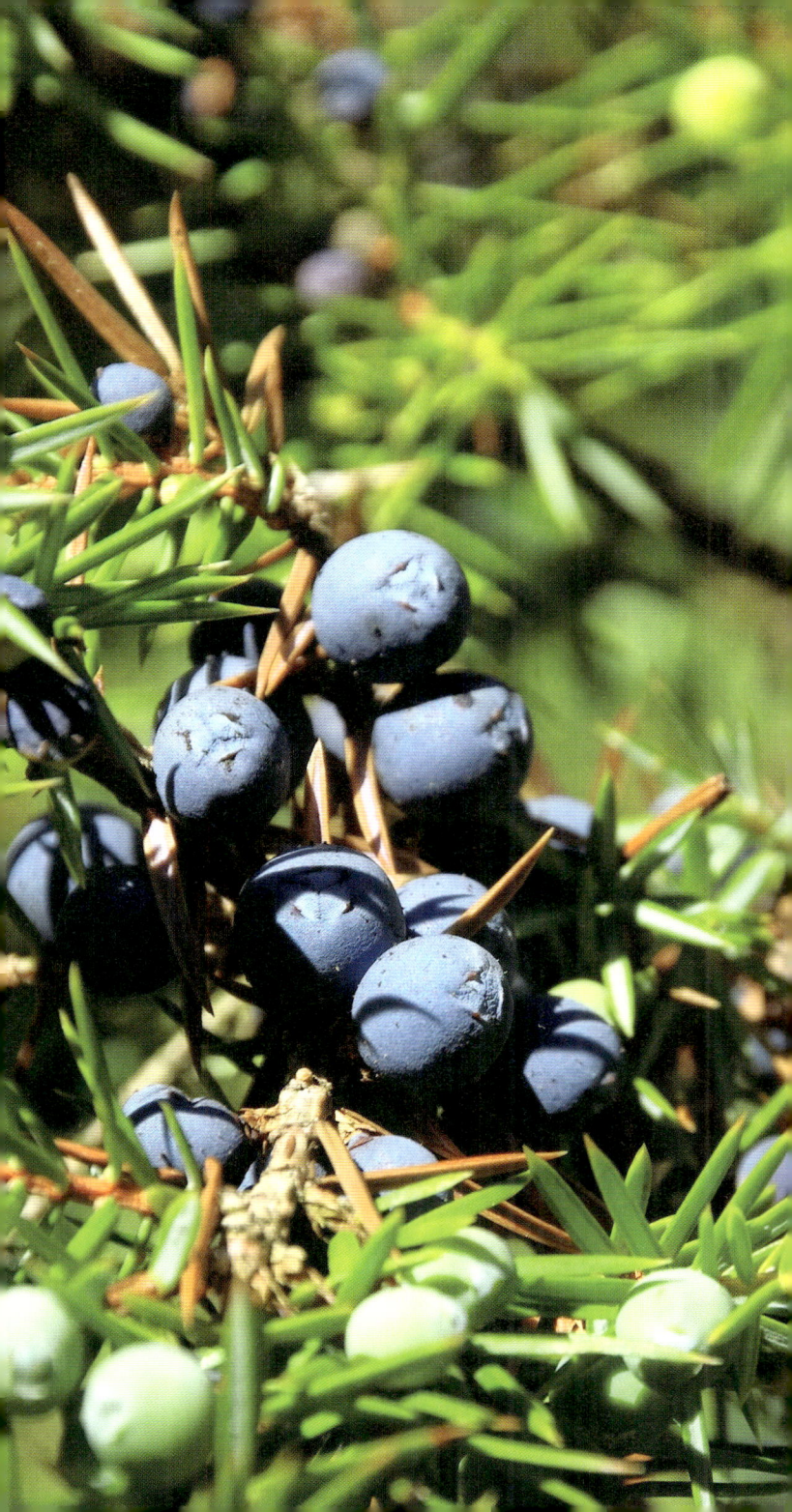

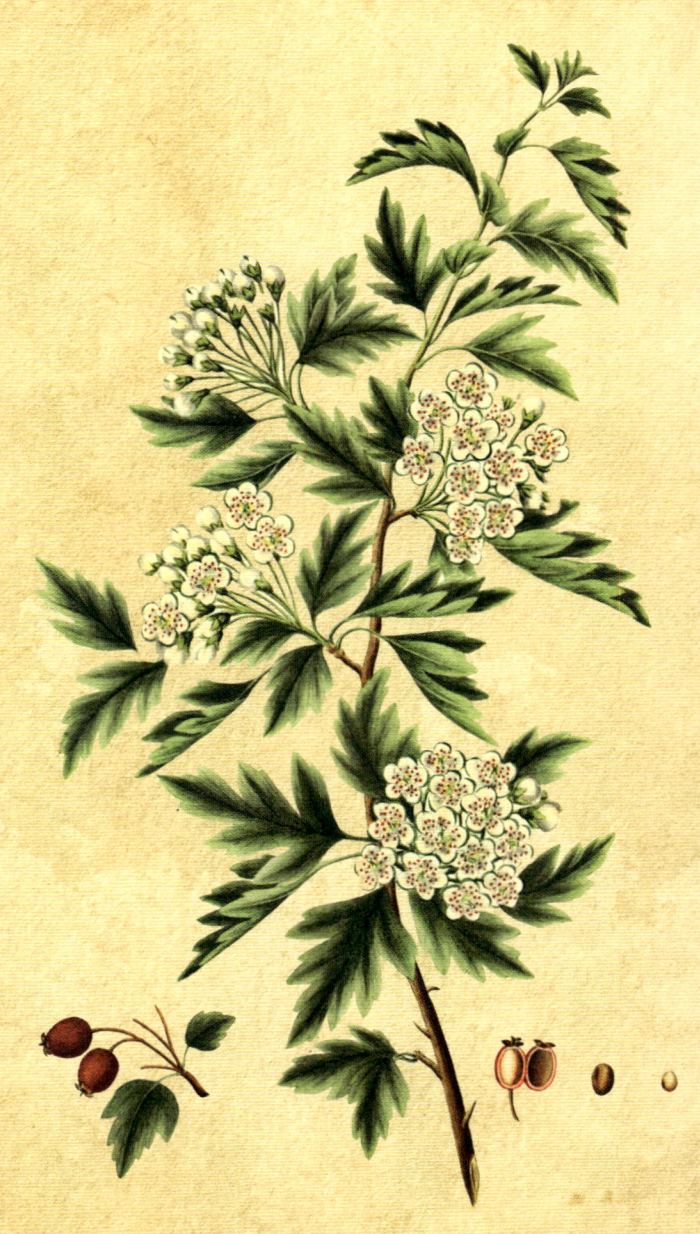

Weißdorn

Crataegus monogyna

Im Mai überziehen unzählige Blüten das Gehölz mit einem duftig weißen Schleier. So schön dieser Schmuck aussieht, so unangenehm riecht er jedoch. Im Herbst leuchten dann die kleinen roten, eiförmigen Früchte, die in Büscheln am Strauch hängen. Das Fruchtfleisch ist mehlig und trocken und umgibt beim eingriffligen Weißdorn einen Kern – bei anderen Arten sind es bis zu fünf. Die tief gebuchteten Laubblätter erinnern etwas an eine Hand und zeigen eine dunkelgrüne und leicht ledrige Oberfläche. Die Äste tragen spitze Dornen. Weißdorn wächst in Gebüschen und Hecken, als Strauch oder in Alleinstellung als kleiner Baum.

Nicht nur in der Erfahrungsheilkunde, sondern auch in der Schulmedizin ist Weißdorn die Pflanze fürs Herz. Zubereitungen mit Weißdorn unterstützen die Leistungsfähigkeit unseres wichtigsten Muskels, indem sie die Durchblutung der Herzkranzgefäße und deren Versorgung mit Sauerstoff verbessern. Auch bei Herzrhythmusstörungen und nervösen Herzbeschwerden wird die Heilpflanze empfohlen. Insgesamt stärkt sie die Herz-Kreislauf-Funktionen und kann zur Vorbeugung von Herzbeschwerden eingesetzt werden. Heilsam ist vor allem ein Tee aus den Blüten und Blättern. Anders als andere Heiltees sollte Weißdorntee möglichst über einen längeren Zeitraum als sechs Wochen eingenommen werden. Weißdorn lässt sich aber auch als Tinktur, als Heilwein oder Saft aus den Früchten anwenden.

Schon lange ist bekannt, dass sich Beschwerden, die durch Stress bedingt sind, mit Weißdorn lindern lassen. So hilft die Einnahme auch bei nervlicher Anspannung, anderen nervösen Beschwerden und bei den damit oft zusammenhängenden Schlafstörungen.

INHALTSSTOFFE: Flavonoide, Procyanidine

ANWENDUNGSGEBIETE: Behandlung und Vorbeugung von Herzbeschwerden, stressbedingte Beschwerden, Herz-Kreislauf-Tonikum

Rezepte

Weißdorn
Crataegus monogyna

LIKÖR:

Weißdornlikör zur Stärkung des Herz-Kreislauf-Systems und zur Nervenstärkung.

1 Handvoll Weißdornbeeren und wenn im Frühjahr schon getrocknet. Bei Bedarf ½ Handvoll Blüten in 1 Liter Cognac geben, 4 Teelöffel frische Melissenblätter zugeben und 8 Tage ziehen lassen. Sorgfältig abseihen, in ein Glas füllen und 250 g Kandiszucker zufügen. Der Zucker löst sich nun langsam auf, immer wieder schütteln, dann in dunkle Flaschen füllen und einige Wochen ziehen lassen. 1–3 Schnapsgläschen pro Tag trinken.

TEE:

Tee aus den Blüten bei Darmträgheit, Erschöpfung, Herzschwäche, Schlaflosigkeit, Wechseljahrsbeschwerden und als leicht blutdrucksenkendes Mittel.

2 Teelöffel Blüten mit 250 ml kochendem Wasser übergießen und ca. 5 Minuten ziehen lassen, den Tee mit Honig süßen und 3–4 Tassen pro Tag trinken.

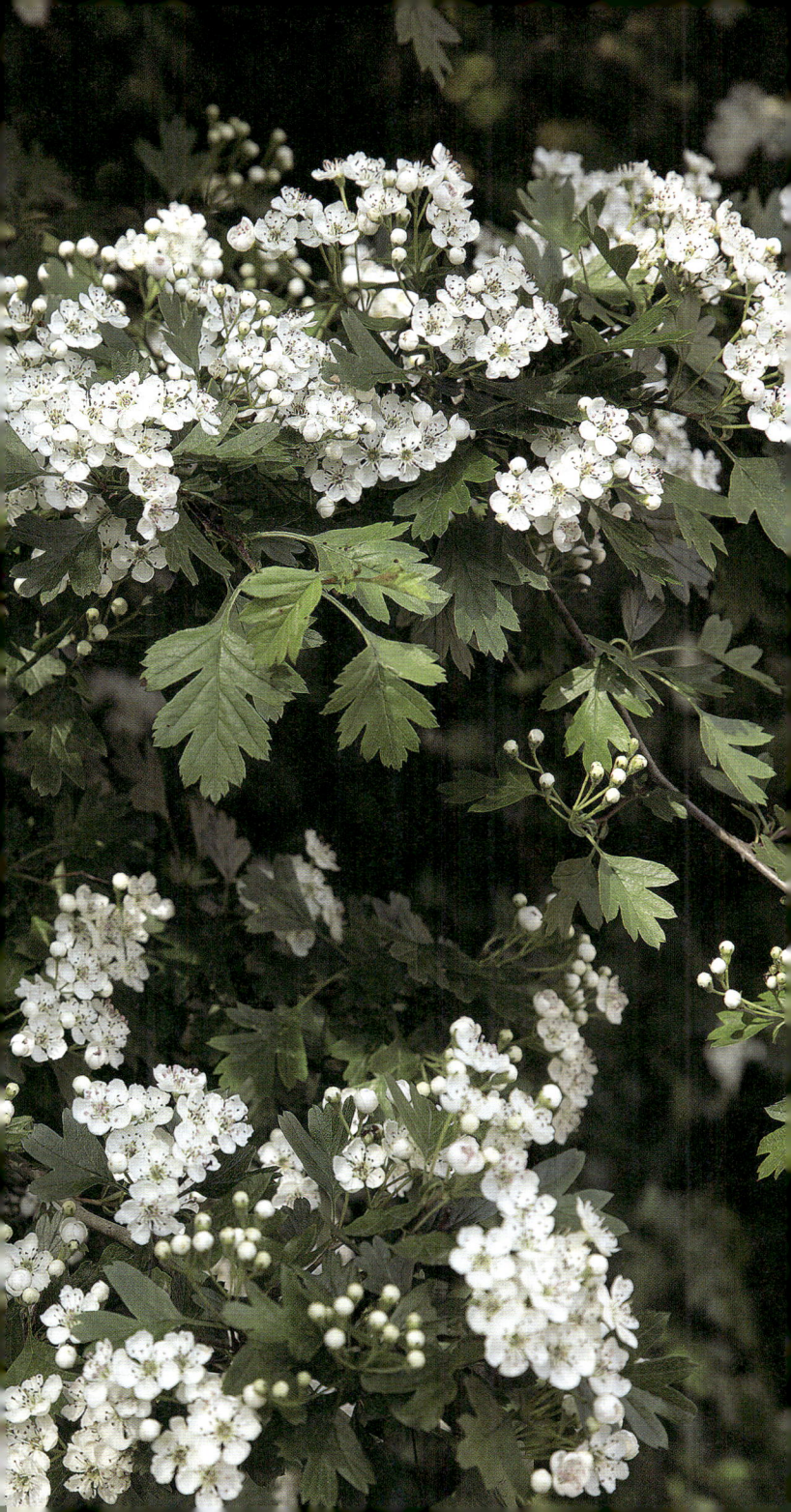

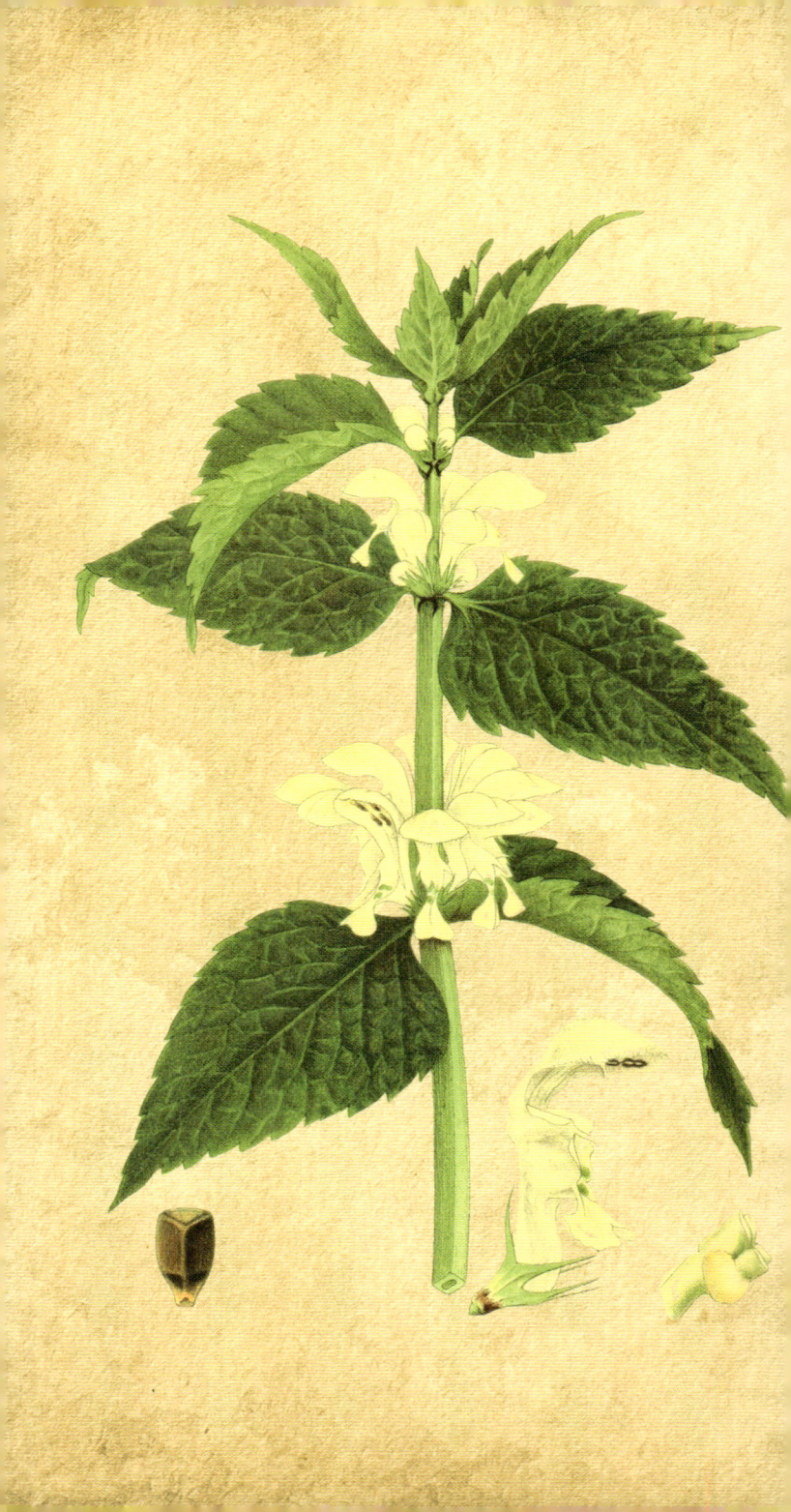

Weiße Taubnessel

Lamium album

Die Blätter der Weißen Taubnessel sehen der Brennnessel zum Verwechseln ähnlich, doch sie sind „taub", d. h., sie brennen nicht. Sie haben keine Brennhaare, stattdessen sind sie eher weich behaart. Die Taubnessel gehört zu den Lippenblütlern. Als Kennzeichen haben diese einen deutlich vierkantigen Stängel. Die weißen, zygomorphen Blüten bilden oberhalb der Blätter Scheinquirle. Die Weiße Taubnessel wächst am Wegesrand, unter Hecken und Gebüschen auf stickstoffreichem Boden.

Besonders in der Volksmedizin war die Weiße Taubnessel eine beliebte Heilpflanze. Als wirksam wurden und werden allerdings nur die ausgezupften weißen Blüten angesehen. Sie galten als Heilmittel gegen Frauenleiden. Bei „Weißfluss", also weißem Ausfluss, wurden Sitzbäder mit einem Sud aus den Blüten empfohlen, der entzündungshemmend und zusammenziehend wirkt.

Wissenschaftlich anerkannt ist die Heilwirkung der Taubnesselblüten bei Erkrankungen der oberen Atemwege. Sie lösen den Schleim und fördern den Auswurf. Sie empfehlen sich auch bei leichten Entzündungen der Mund- und Rachenschleimhaut. Sie werden in Form von Tee bzw. als Gurgelmittel angewendet. Äußerlich lassen sich oberflächliche Hautentzündungen behandeln, indem man mit einem Sud getränkte Kompressen auflegt.

INHALTSSTOFFE: Gerbstoffe, Schleimstoffe, Saponine, Schleimstoffe

ANWENDUNGSGEBIETE: weißer Ausfluss, Erkrankungen der Atemwege, oberflächliche Hautentzündungen, Mund- und Rachenschleimhautentzündung

Rezepte

Weiße Taubnessel
Lamium album

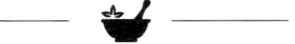

TEE:

Tee zur Behandlung des Weißflusses von Frauen.

Taubnesselblüten zu gleichen Teilen mischen mit Schafgarbekraut, Frauenmantelblättern und Schachtelhalmblättern (Apotheke) und von der Mischung pro Tasse 1 Teelöffel Krautmischung mit 150 ml kochendem Wasser übergießen, 3 Minuten ziehen lassen, abseihen und pro Tag 3 Tassen trinken. Mit der gleichen Mischung kann man auch ein Sitzbad zubereiten.

ESSENZ:

Taubnesselessenz aus den frischen Blüten bei Weißfluss, aber auch Harnträufeln und Blasenentzündungen.

Blüten in ein Schraubglas füllen und so viel Wodka darüber schütten, dass alle Blüten immer mit Alkohol bedeckt sind, 10 Tage ziehen lassen, abseihen und pro Tag 3-mal 15 Tropfen davon einnehmen.

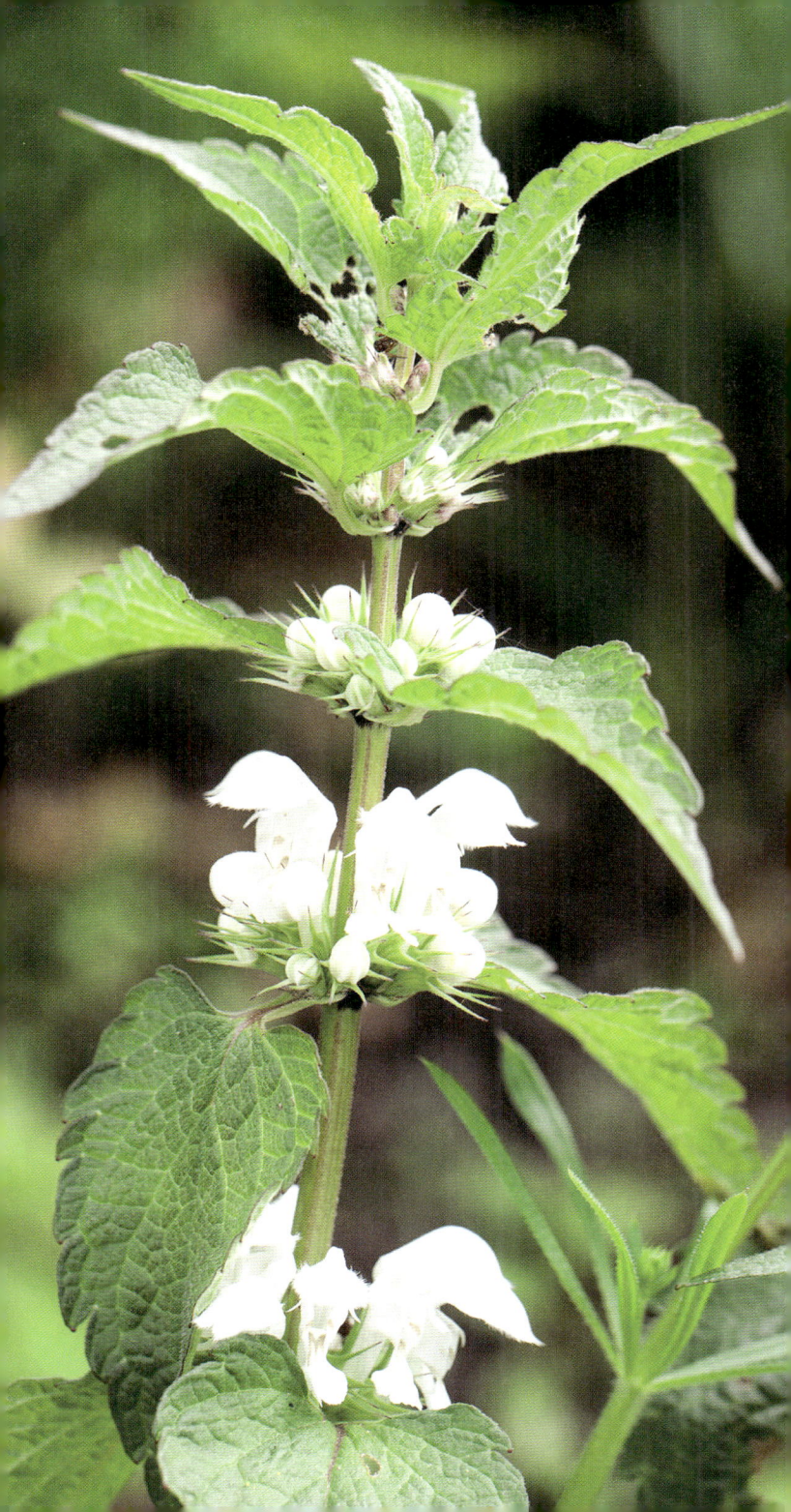

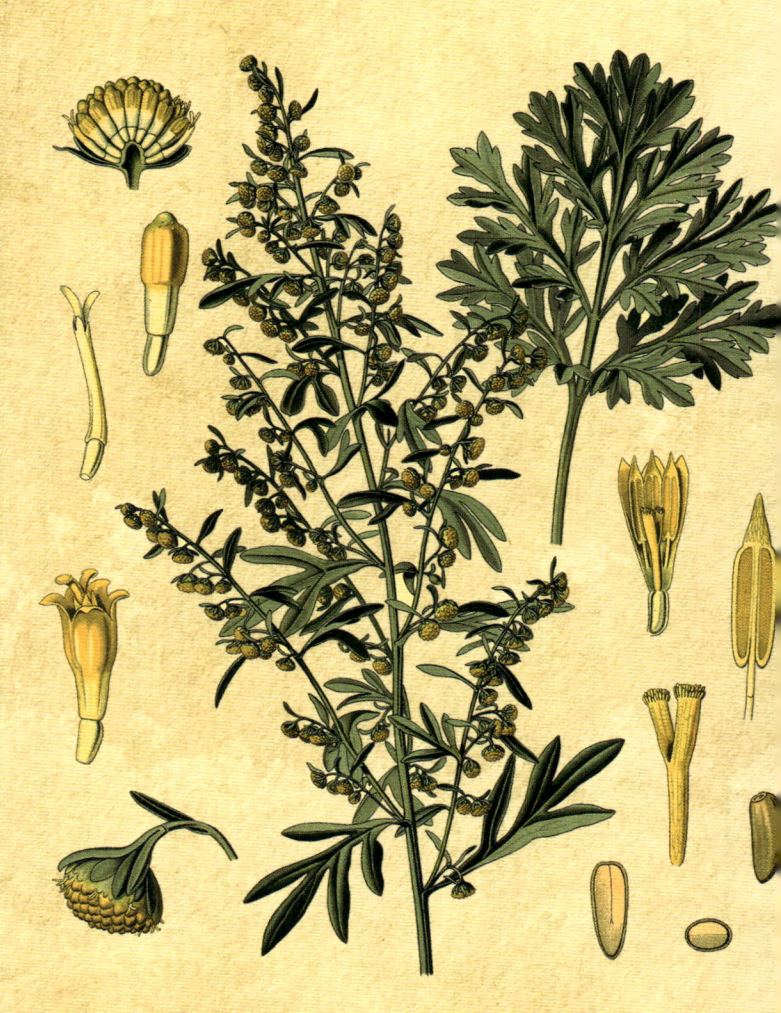

Wermut

Artemisia absinthium

Der Wermut zählt zu den ältesten Heilpflanzen, schon eine Nutzung im alten Ägypten ist belegt. Vor allem seine Verwendung für die Herstellung von Absinth (die „grüne Fee") hat ihn im 19. Jahrhundert berühmt und berüchtigt gemacht. Das in der Pflanze enthaltene Thujon und der hohe Alkoholgehalt des Absinths verursachten bei Absinthtrinkern mitunter schwere Vergiftungserscheinungen. Die Wirkung war so ausgeprägt, dass man das Getränk schließlich in den meisten Ländern verbot. Mittlerweile ist Absinth allerdings in Deutschland wieder zugelassen, allerdings unter der Voraussetzung, dass ein Thujongrenzwert nicht überschritten wird.

Die Pflanze Wermut, auch Wermutkraut genannt, ist ein Halbstrauch mit einer Wuchshöhe von ca. 1 m. Ihre gelben Blüten erscheinen an Rispen.

Zu Heilzwecken verwendet werden die während der Blüte geernteten Triebe und Blätter. Das giftige Thujon ist vor allem im ätherischen Öl der Pflanze, das nicht medizinisch genutzt wird, hoch konzentriert enthalten. Das Kraut enthält Thujon in geringerer Konzentration, hier kann allerdings auch eine Überdosierung zu Vergiftungen führen.

Wermut steigert die Ausschüttung von Gallen- und Magensaft, wirkt gegen Appetitlosigkeit und als Magenbitter gegen Magen-Darm-Beschwerden. Wermutkraut wirkt außerdem blähungstreibend. Nach Infekten kann es zur Leistungssteigerung genutzt werden. Äußerlich ist es bei der Wundheilung hilfreich.

INHALTSSTOFFE: Bitterstoffe, ätherisches Öl, Sesquiterpene, Flavonoide, Kaffeesäure, Cumarine

ANWENDUNGSGEBIETE: Magen-Darm-Beschwerden, Leber- und Gallenbeschwerden, Wunden

Rezepte

Wermut
Artemisia absinthium

PULVER:

Wermutpulver für die Lebensgeister, die Kraft und die Rekonvaleszenz.

Die getrockneten Blätter werden sehr fein im Mörser verrieben, davon eine Messerspitze in wenig Wasser verdünnt 3-mal täglich einnehmen.

TEE:

Tee bei Sodbrennen, Magenkrämpfen, Mundgeruch, der vom Magen kommt, und Völlegefühl.

½ Teelöffel Wermutkraut, 1 Teelöffel Engelwurzwurzel (Apotheke), 1 Teelöffel Kalmuswurzel (Apotheke) und ½ Teelöffel Süßholzwurzel (Apotheke) mischen, von der Mischung 1 Teelöffel mit 250 ml kochendem Wasser übergießen, 3 Minuten ziehen lassen, danach abseihen. Pro Tag reichen 1–2 Tassen.

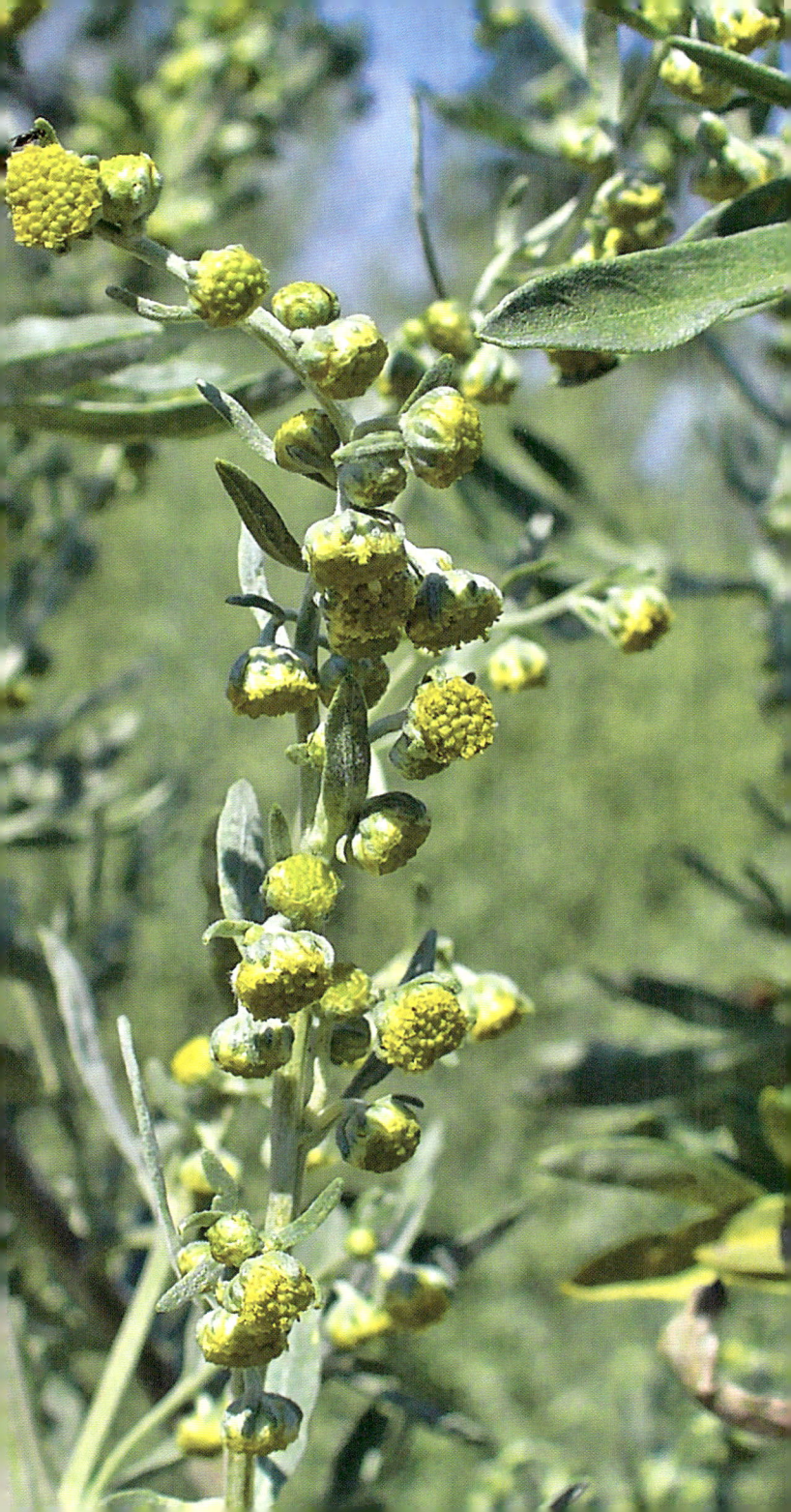

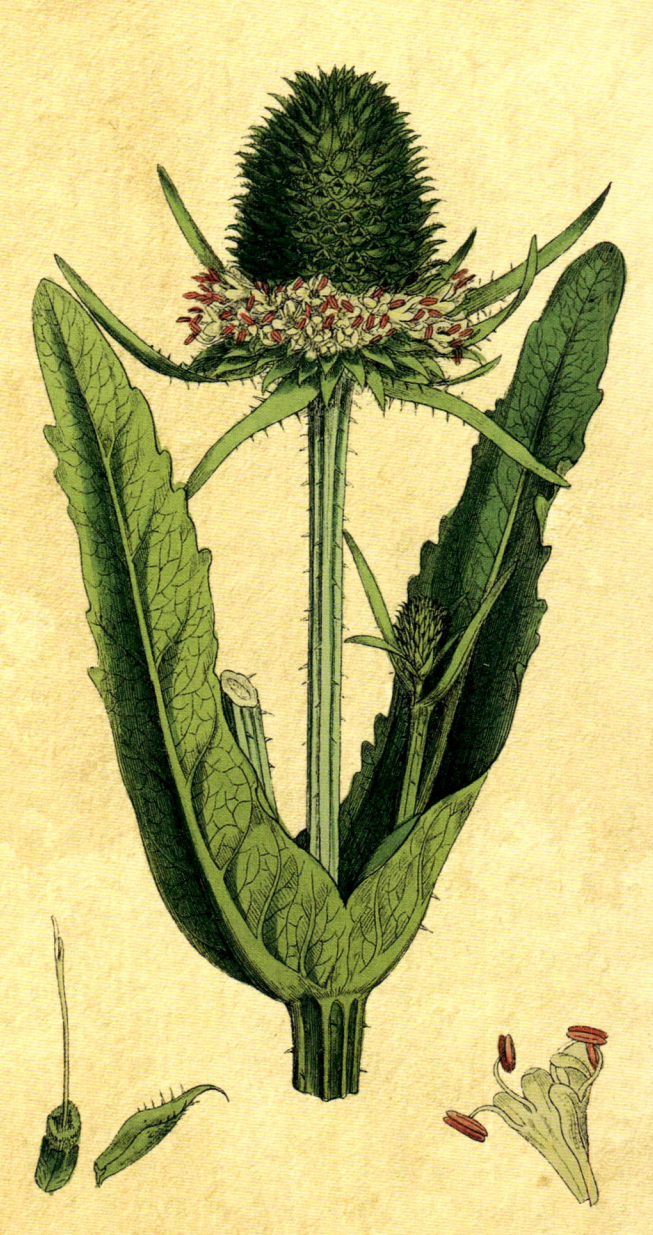

Wilde Karde

Dipsacus fullonum

Ganz außergewöhnliche Blüten zeichnen die Wilde Karde aus: Der eiförmige Blütenstand lässt seine kleinen, lilafarbenen Blüten als Ring aufgehen, der sich von der Mitte aus nach oben und nach unten hin entwickelt. Die ganze Pflanze ist stachelig, doch keine Distel. Die stacheligen Blütenköpfe wurden früher zum Kardieren, d. h. zum Kämmen der Wolle vor dem Spinnen verwendet. Die Blätter bilden im ersten Jahr eine Rosette am Boden, aus der erst im zweiten Jahr der bis zu 1,5 m hohe Blütenspross entspringt. Die gegenständigen Stängelblätter sind verwachsen und werden bei Regen zu kleinen Wassersammelbecken. Das hat der Karde den schönen Namen Venusbad eingetragen. Sie kommt auf Ödflächen und Dämmen sowie am Wegesrand vor.

In der Volksheilkunde wird die Wurzel der einjährigen Pflanze verwendet. Traditionell wird sie im späten Herbst ausgegraben. Sie hat die Form einer dünnen Rübe. Eine Tinktur, also ein alkoholischer Auszug daraus gilt als Mittel zur Stärkung des Immunsystems und wird vorbeugend eingenommen.

Eine bemerkenswerte Anwendung ist durch den Ethnobotaniker Wolf-Dieter Storl bekannt. Er empfiehlt die Kardenwurzeltinktur – neben einer ergänzenden Behandlung u. a. durch Bäder in der Schwitzhütte – als Heilmittel bei der durch Zecken verursachten Borreliose. Spannend ist dabei ein Bezug zur Signaturenlehre des späten Mittelalters, die Paracelsus schriftlich festhielt. Danach geben Pflanzen durch Signaturen wie Form, Farbe, Geruch oder Gestalt Hinweise auf ihre Heilkraft. Bei der Wilden Karde ist die Ähnlichkeit des Blütenstandes mit einer in der Haut steckenden Zecke ganz verblüffend.

INHALTSSTOFFE: Scabiosid, Terpene, Saponine

ANWENDUNGSGEBIETE: Stärkung des Immunsystems, Borreliose

Rezepte

Wilde Karde
Dipsacus fullonum

TEE:

Tee aus den Wurzeln zur Reinigung des Körpers, zur Steigerung der Harnproduktion.

2 Teelöffel getrocknete zerkleinerte Wurzel, 2 Teelöffel getrocknete Brennnesselblätter, 1 Teelöffel Echtes Goldrutenkraut (Apotheke) mit 50 ml kochendem Wasser übergießen, 10 Minuten ziehen lassen, abseihen und 2 Tassen pro Tag trinken. Eine zweiwöchige Kur ist ausreichend.

TINKTUR:

Tinktur aus der getrockneten Wurzel zur stärkeren Reinigung, zusätzlich zur Antibiose bei Borrelioseerkrankungen.

100 g getrocknete Wurzel auf 500 ml Wodka geben, dabei darauf achten, dass die Wurzeln immer mit Alkohol bedeckt sind, 3 Wochen im Zimmer ziehen lassen, abseihen und 2 Esslöffel pro Tag (!) einnehmen. Das vertragen nur sehr robuste Menschen, bitte nicht Kindern und nicht in der Schwangerschaft verabreichen.

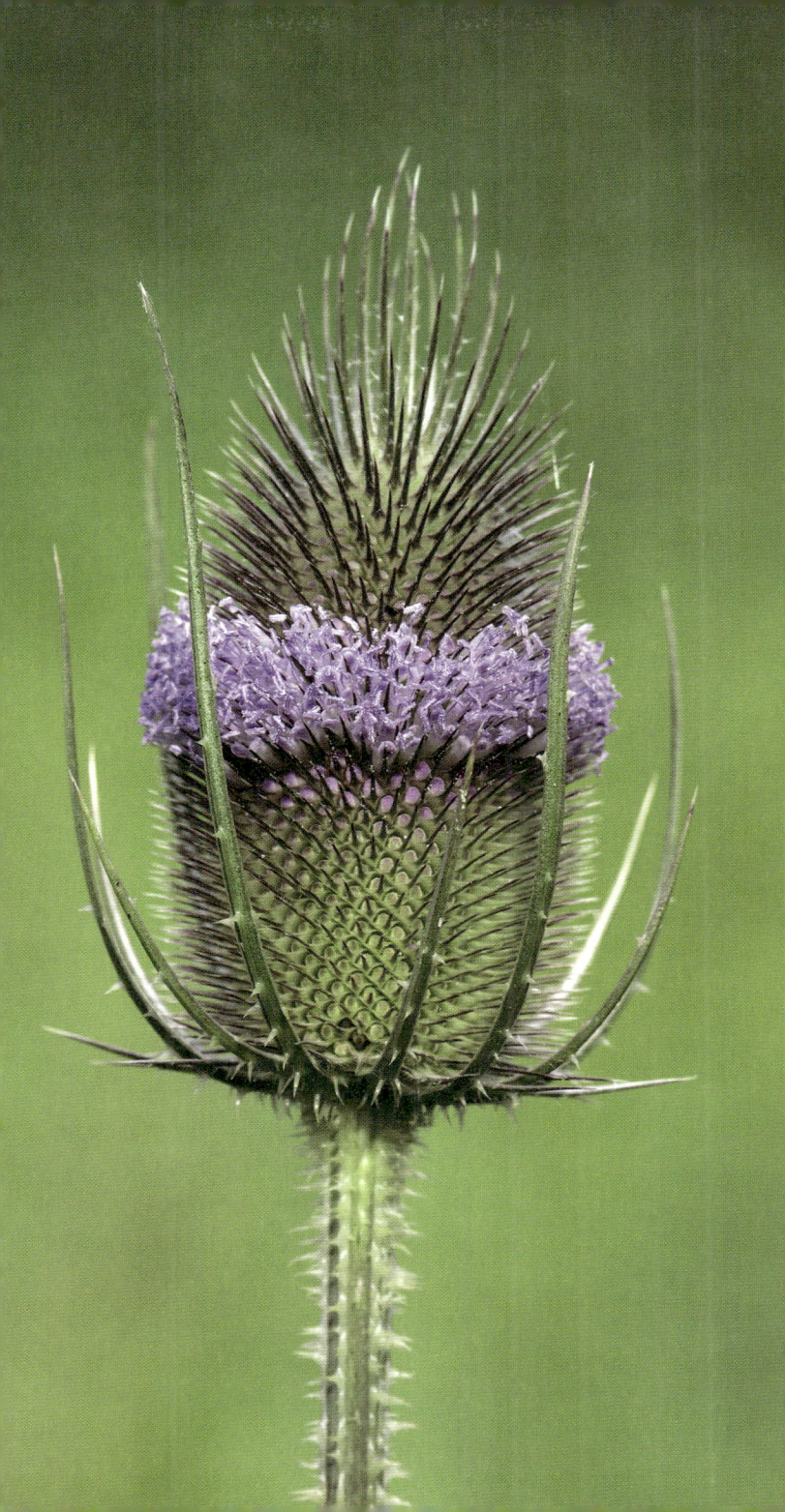

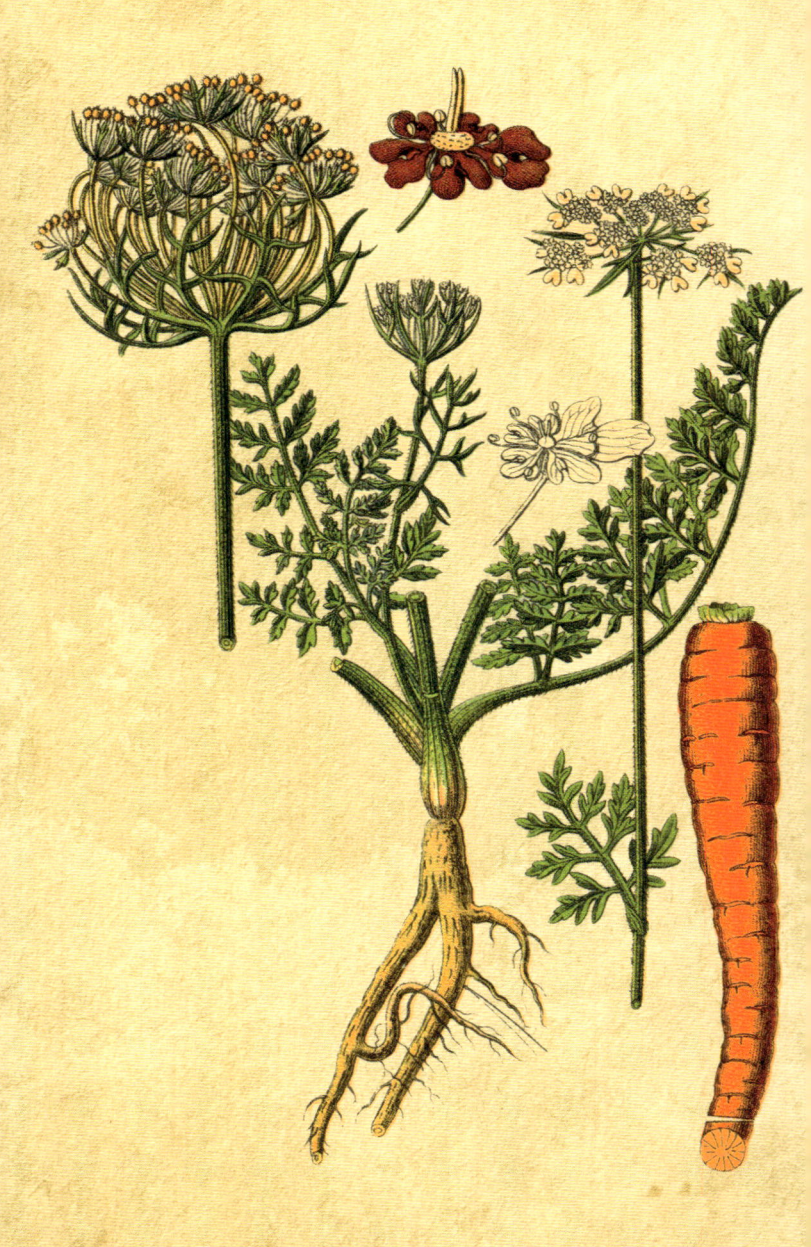

Wilde Möhre

Daucus carota

Sie ist die Vorfahrin der Kulturmöhre. Doch ihre „Rübe" unterscheidet sich von der heutiger Karotten: Sie ist weiß und nur fingerdick. Mit ihrer weißen Doldenblüte gehört sie zu den Appiaceae und das bedeutet, hier ist Vorsicht beim Sammeln geboten. Denn sie kann mit tödlich giftigen Wildpflanzen wie Hundspetersilie oder Geflecktem Schierling verwechselt werden. Aber die Wilde Möhre hat einige untrügliche Kennzeichen. Ihre Hüllblätter sind auffallend lang, dreiteilig und umgeben den Stängel wie ein „Röckchen". In der Mitte der Dolde sitzt meist eine purpurfarbene bis schwarze Lockblüte. Wenn sich die hakigen Samen bilden, zieht sich die Blüte zu einem Körbchen zusammen. Die grünen Blätter sind zart und mehrfach gefiedert wie Karottenkraut und riechen auch so. Die Wildpflanze findet man auf Magerwiesen und Ödland.

In der Volksheilkunde wurden die Samen als harntreibend und damit als Mittel zur Durchspülung der Harnwege verabreicht. Auch zur Förderung der Menstruation und Anregung der Gebärmutter wurden sie eingesetzt. Daneben galten sie sogar als Verhütungsmittel sowie als Wurmmittel.

Die Wurzel enthält Pektin, das den Magen beruhigt und damit Magenbeschwerden lindern kann. Sie wirkt ebenfalls bei Durchfall und kann die Darmflora unterstützen. Dazu kann sie roh oder gegart verzehrt werden. Hierfür eignet sich allerdings nur die Wurzel der einjährigen Pflanze, d. h., bevor sie im zweiten Jahr ihren Blütenspross austreibt. Dann nämlich verholzt die Wurzel und wird zäh und ungenießbar.

INHALTSSTOFFE: Pektin, Flavonoide, ätherisches Öl, Vitamin B1, B2 und C

ANWENDUNGSGEBIETE: Magenbeschwerden, Verdauungsstörungen, Durchfall, Verbrennungen

Rezepte

Wilde Möhre
Daucus carota

WURZELBREI:

Wurzelbrei bei Verbrennungen.

Die ausgegrabenen, rohen, geriebenen Wurzeln auf eine Mull-auflage legen, eine Mullauflage darüber und diese dann auf die befallenen Hautpartien legen. Alternativ kann man das rohe Kraut verreiben und ebenso mit zwei Mullauflagen verwenden.

KAROTTENÖL:

Karottenöl zur äußerlichen Pflege der Kopfhaut und des Haaransatzes.

In ein Schraubglas zerkleinerte Wurzelteile füllen, diese komplett mit Olivenöl übergießen, dabei bitte darauf achten, dass alle Pflanzenteile immer mit Öl bedeckt sind und 1 Woche an einem warmen Ort stehen lassen, am besten in der Sonne. Danach durch einen feinen Damenstrumpf abseihen und die Kopfhaut damit einmassieren.

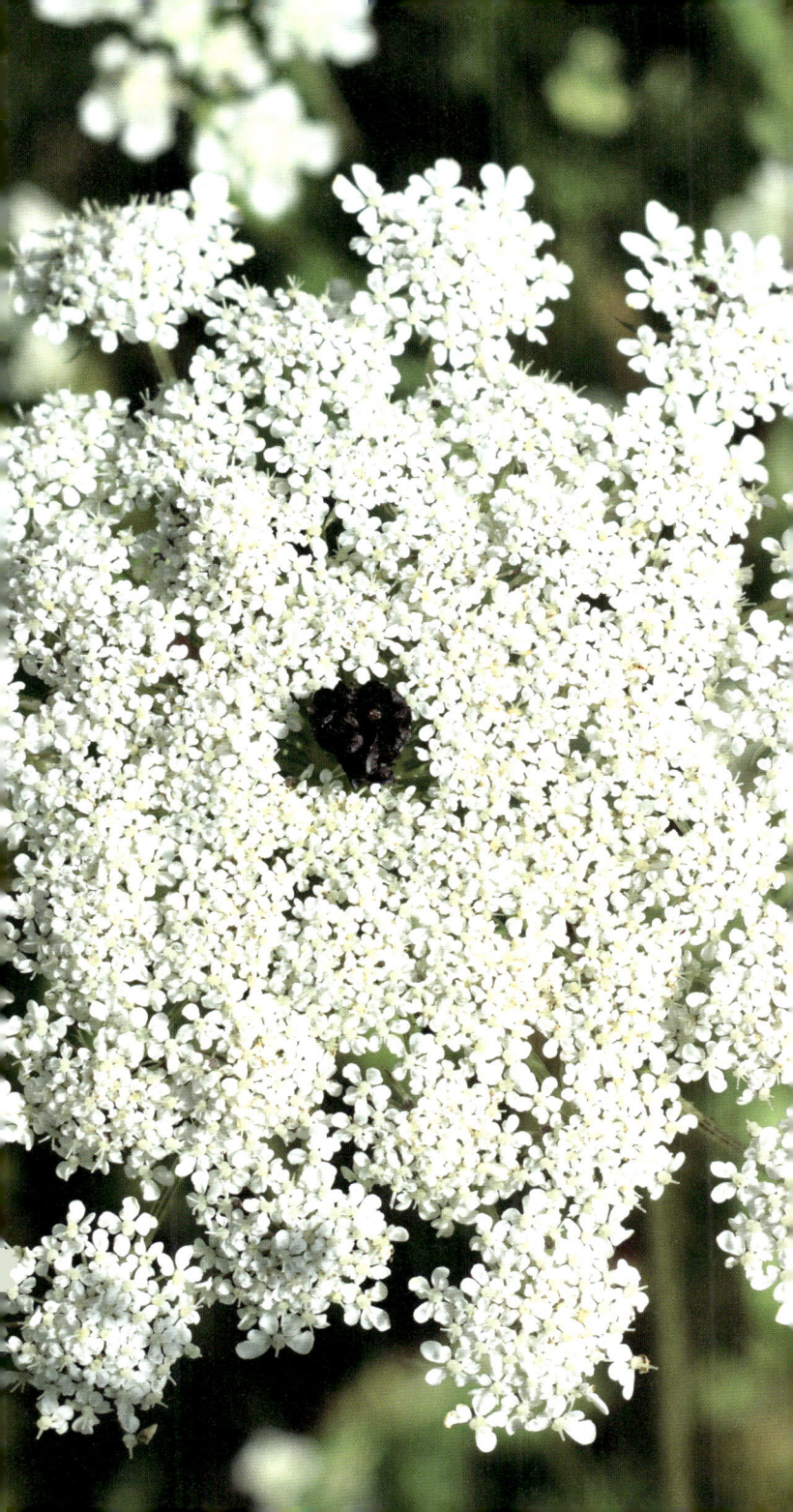

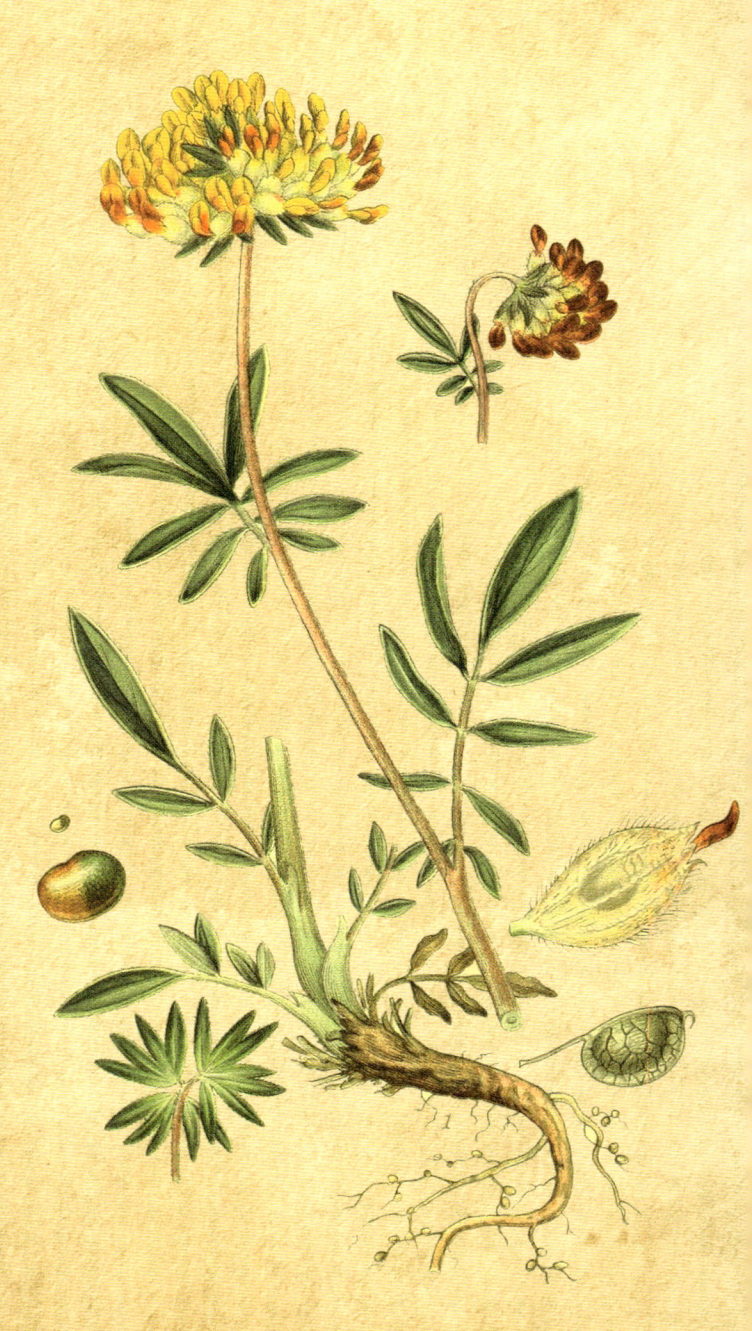

Wundklee

Anthyllis vulneraria

Der Echte Wundklee zählt zu den Schmetterlingsblütlern und wächst weit verbreitet und häufig an Wegrändern, auf Brachen, Trockenrasen und lehmigen oder kalkigen Böden an trockenen, warmen Standorten. Er ist mehrjährig und wird bis ca. 30 cm hoch, wobei der Stängel oft liegend wächst. Die Blüten sind gelb und erscheinen vom Frühling bis in den Herbst. Bienen fliegen die Pflanze gerne an.

Als Heilpflanze wird der Wundklee vor allem in der Volksmedizin verwendet, hier nutzt man in erster Linie die Blüten, aber auch das Kraut. Wundklee wirkt adstringierend, antibakteriell und wundheilend.

Die klassischen Anwendungsgebiete sind Husten – hier wird Wundklee meist mit Spitzwegerich kombiniert – und Wunden. Oft ist er auch Bestandteil von Blutreinigungstees.

Wissenschaftlich ist seine Wirkung noch nicht hinreichend erforscht und belegt.

Wenn man sich bei Wanderungen leichte Verletzungen zuzieht, kann man als erste Hilfe etwas Wundklee pressen und auf die Wunde auftragen. Auch hier ist eine Kombination mit Spitzwegerich optimal.

Früher nutzte man den Wundklee auch als Tierfutter.

INHALTSSTOFFE: Gerbstoffe, Saponine, Xanthophylle

ANWENDUNGSGEBIETE: Wunden, Geschwüre, Husten, Entzündungen in Mund- und Rachenraum

Rezepte

Wundklee
Anthyllis vulneraria

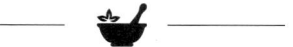

ERSTE-HILFE:

Erste-Hilfe-Pflanze bei Verletzungen.

Bei Quetschungen, Schürfwunden und Schnittwunden die ganze frische Pflanze zerquetschen und als „Kräuterbrei" auf die Wunden legen.

TEE:

Tee bei Menstruationsbeschwerden und Magenproblemen.

2 Teelöffel Blüten, 1 Teelöffel Schafgarbenkraut und 1 Teelöffel Beifußkraut mit 500 ml kochendem Wasser übergießen, 10 Minuten ziehen lassen, danach abseihen. Von der Mischung 2 Tassen pro Tag trinken.

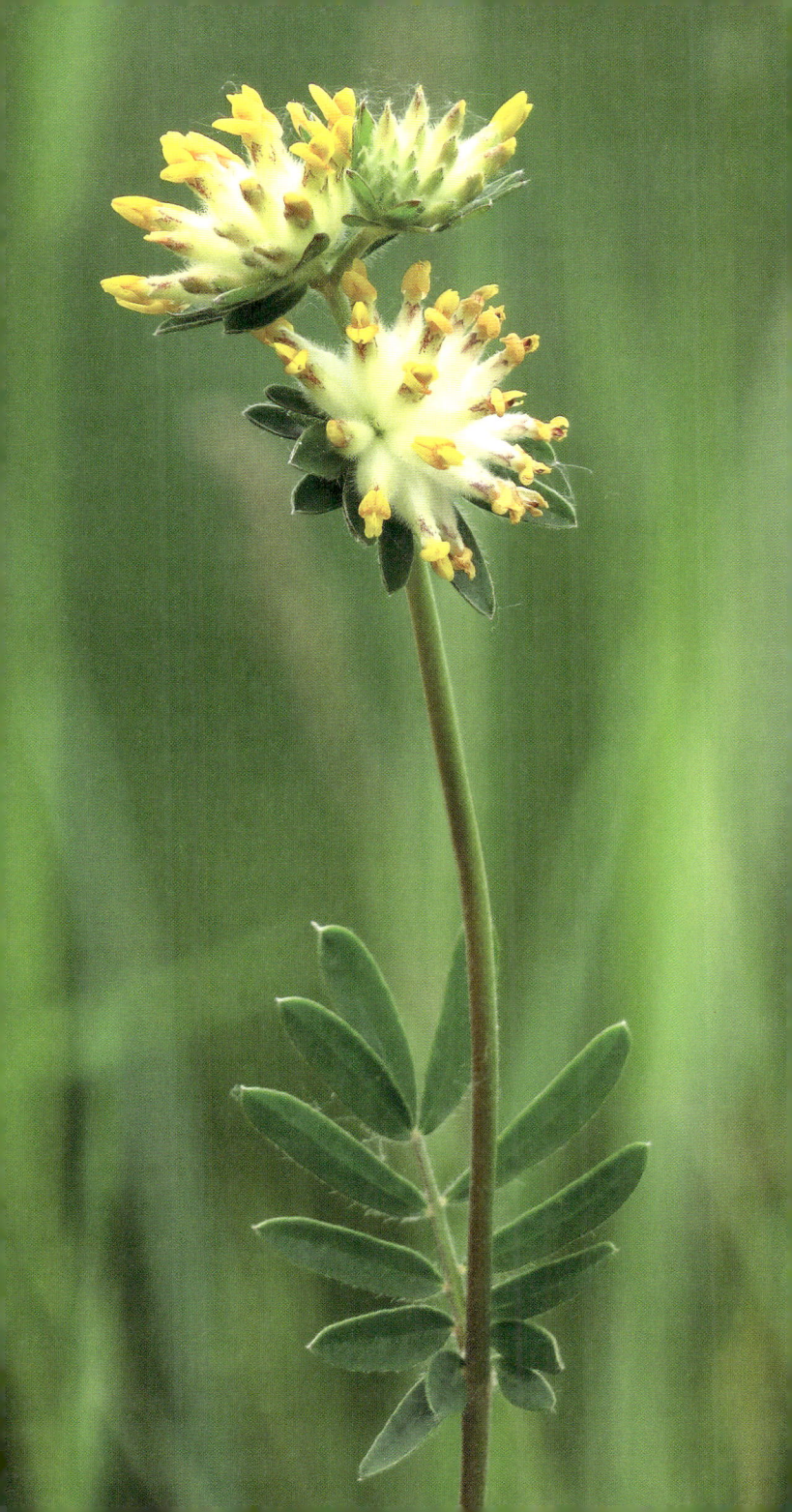

Die Autoren des Buches sind Bernd Pieper (S. 7-13), Marion Reinhardt (S. 52, 60, 80, 88, 92, 104, 108, 112, 116, 120, 132, 136, 140, 148, 152) und Karsten Freund. Alle Rezepte stammen von Annegret Müller-Bächtle.

QUELLENANGABEN

Bäumler, Siegfried: Heilpflanzenpraxis heute. Urban und Fischer Verlag, München, 2007.
Baur-Müller, Birgit: Westliche Heilpflanzen in der chinesischen Medizin. Springer Verlag, Heidelberg, 2016.
Breindl, Ellen: Das Gesundheitsbuch der Hl. Hildegard v. Bingen. Bassermann, München, 2004.
Frohn, Birgit: Lexikon der Heilpflanzen und ihrer Wirkstoffe. Weltbild, Augsburg, 2007.
Frohne, Dietrich: Heilpflanzenlexikon. Wissenschaftliche Verlagsgesellschaft mbH Stuttgart, 2006.
Hirsch, Siegfried und Grünberg, Felix: Die Kräuter in meinem Garten. Weltbild, Augsburg, 2006.
Puhle, Annekatrin, Trott-Tschepe, Jürgen und Möller, Birgit: Heilpflanzen für die Gesundheit. Kosmos, Stuttgart, 2013.

BILDNACHWEIS

Marion Reinhardt S.15 / Walter Welß S. 24-29
© Wikipedia, Derzno S. 18 / RaBoe S. 30
© Wikimedia Commons, Rasbak S. 119 / H. Zell S. 131, 147
© Fotolia.com S. 6, 14, 16, 20, 23, 32, 35, 38, 39, 41, 42, 43, 44, 45, 46, 55, 63, 71, 79, 115, 139, 151, 155
© 123rf.com S. 2, 8, 9, 10, 13, 19, 59, 83, 87, 95, 99, 103, 107, 111, 143
© shutterstock.com S. 36, 40, 51, 75, 91, 135, 159
© pixabay.com S. 67, 123, 127
Illustrationen: www.BioLib.de und plantillustrations.org

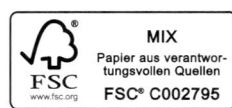

© 2018 Emons Verlag GmbH
Alle Rechte vorbehalten
Konzept, Redaktion und Produktion: Feierabend Unique Books, peterfeierabend.de
Korrektorat: Alexander Kerkhoffs
Gestaltung: Frank Behrendt, artwork-factory.com
Printed in the EU 2018
Druck und Bindung: Livonia Print, Lettland
ISBN 978-3-7408-0328-5

Der Inhalt dieses Buches wurde auf dem FSC-zertifizierten Papier GardaPat 13 KIARA des Herstellers Papier Union GmbH gedruckt.

Originalausgabe

Unser Newsletter informiert Sie regelmäßig über Neues von emons:
Kostenlos bestellen unter www.emons-verlag.de